Agnes Streber ▼/▼ Angelika Egger

KinderLeicht

Wie übergewichtige Kinder abnehmen
und Lebensfreude gewinnen

Agnes Streber / Angelika Egger

KinderLeicht

Wie übergewichtige Kinder abnehmen und Lebensfreude gewinnen

Mit Illustrationen von Kai Pannen

Kösel

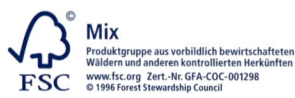

Verlagsgruppe Random House FSC-DEU-0100
Das für dieses Buch verwendete FSC-zertifizierte Papier
Praximatt liefert die »Deutsche Papier Vertriebs GmbH«

Copyright © 2010 Kösel-Verlag, München,
in der Verlagsgruppe Random House GmbH
Umschlag: fuchs_design, München
Umschlagmotiv: Halfdark, Getty Images
Druck und Bindung: Kösel, Krugzell
Printed in Germany
ISBN 978-3-466-30840-8

Weitere Informationen zu unseren Büchern und unserem gesamten
lieferbaren Programm finden Sie unter
www.koesel.de

Inhalt

Vorwort. 9

Über die Autorinnen und das KinderLeicht-Programm 11

Einladung zum Menü »Genuss und Leichtigkeit« . . . 15

Aperitif: Auf den Anfang kommt es an . . .   17

    Von Wünschen und Bedürfnissen 20

    Die Herausforderung: Verschiedene Wünsche vereinen   23

Vorspeise: Das Land der kleinen Abenteuer   29

    Appetit auf Erlebnisse? 30

    Geschmäcker sind verschieden 31

    Und wie soll das alles zusammenpassen? 37

Hauptspeise: Satt werden an Leib und Seele   39

    Fastfood: Der Betrug an unseren Sinnen 41

    Die Kraft des Übergewichts: Übergewicht hat einen Sinn   43

    Neue Sichtweisen gewinnen 54

1. Zutat: Sich liebevoll und ausgewogen ernähren . . 56

    Essen als Basis unserer Gesundheit 58

2. Zutat: Einen guten und sicheren Platz im Leben haben 67

    Wie können Eltern gute Platzordnungen gestalten? . . . 74

    Platzmodelle am Familienesstisch 77

    Wir wissen mehr, als wir wissen 84

    Mögliche Vorgeschichten zum Übergewicht:
    Der Blick in die Familiengeschichte 87

3. Zutat: Abgrenzung aktiv gestalten – Begrenzung
    erfahren 93

    Die Kraft des Neinsagens 93

    Die Verführung und den Missbrauch erkennen,
    Abgrenzung trainieren 96

    Freiräume sichern durch Begrenzung 102

    Auch im Alltag kauen und beißen statt nur schlucken . . 105

4. Zutat: Unterstützung erfahren und darum bitten 107

    Unterstützung und Eigenverantwortung:
    Auf das richtige Maß kommt es an! 108

    Um Unterstützung bitten 111

5. Zutat: Schutz erfahren und gestalten 114

    Auch hier: Auf das richtige Maß kommt es an 116

    Soziales Kompetenztraining bei übergewichtigen,
    bei ängstlichen Kindern 118

6. Zutat: **Selbstbestimmung verwirklichen und gestalten**   120

    Zwischen Zugehörigkeit und Autonomie   121

    Übergewicht und Selbstbestimmung   123

    Wertschätzung für die Person, nicht für die Gewichtsreduktion   125

Dessert: Das Tor zum Glück   127

    Die Erlaubnis zum Glück   130

Rezepte: KinderLeicht kochen, essen, genießen   133

Danksagung   141

Literaturempfehlungen   142

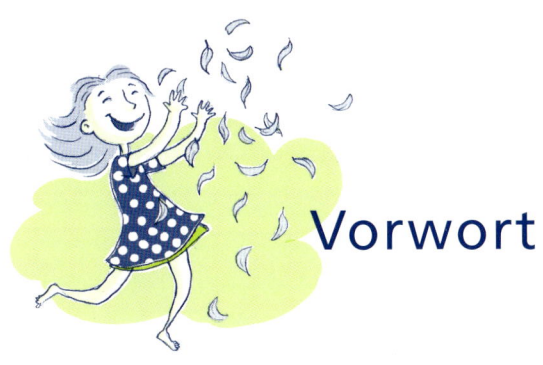

Vorwort

Eltern mit einem übergewichtigen Kind haben in der Regel schon einen längeren Weg von Veränderungsversuchen hinter sich. Empfehlungen wie »Man muss nur anders essen und das Kind zu mehr Bewegung auffordern« führen beim Kind nicht immer zu der gewünschten Gewichtsregulierung. Eltern hingegen führen sie häufig in eine Hilflosigkeit. Jeder, der professionell in Beratungsstellen/Arztpraxen oder persönlich mit Übergewicht zu tun hat, weiß, dass dieses Thema besondere Aufmerksamkeit und kreative Lösungswege erfordert.

Familien, die vergleichbare Situationen schon erfolgreich verändert haben, sind wunderbare Modelle für mögliche Lösungen. Seit 1999 ist es in den von den Autorinnen geleiteten KinderLeicht-Abnehmkursen vielen Eltern und deren Kindern nachhaltig gelungen, Schritt für Schritt den Weg zu mehr Lebens-Leichtigkeit zu gestalten. Besonders zu erwähnen ist an dieser Stelle auch die Auszeichnung von »KinderLeicht« durch den Präventionspreis 2008.

In Mut machender und wertschätzender Weise stellen Agnes Streber und Angelika Egger ihr besonderes »Menü« vor. Neben der sinnvollen Ernährung und mehr Bewegung steht die Verhaltensänderung der ganzen Familie im Zentrum. Es werden handhabbare Modelle aufgezeigt, die helfen können, um herauszufinden: Was brauche ich, um an Leib und Seele satt zu werden? Es geht nicht länger darum, gegen das Gewicht und damit verbunden auch gegen das Kind zu kämpfen, sondern um die genaue Wahrnehmung der eigenen Bedürfnisse. Es geht darum, diese zu erkennen, anzunehmen und zu nähren. Es wird hier für Eltern, Großeltern, Lehrer, Berater und Ärzte ein ganzheitlicher und systemischer Ansatz bei der Gewichtsregulierung aufgezeigt.

Durch die Mischung der systemischen Betrachtungsweise mit den Erkenntnissen der modernen Ernährungswissenschaft entsteht ein sehr vielschichtiges und gut lesbares Buch, das einlädt, neue Lebensspeisen zu kosten.

Ich wünsche diesem Buch viele Leserinnen und Leser und dass es Lust macht, Neues auszuprobieren.

Isabelle von Blomberg
Kinder- und Jugendärztin

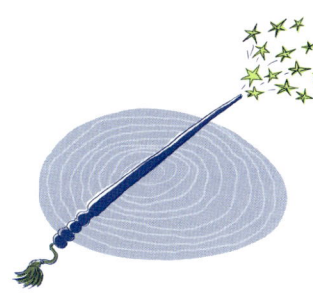

Über die Autorinnen und das Kinder-Leicht-Programm

Essen hat mit Liebe zu tun, Kochen hat mit Liebe zu tun, Erziehung und Begleitung von Kindern haben mit Liebe zu tun, Leben hat mit Liebe zu tun. Kochen, essen, erziehen: All das steht in Verbindung mit Achtsamkeit und Wertschätzung dem Leben gegenüber. Das ist unsere Grundhaltung.

Unsere Erfahrungen beruhen auf langjähriger pädagogischer und therapeutischer Arbeit mit Eltern und deren übergewichtigen Kindern. Agnes Streber, Köchin, Ernährungswissenschaftlerin, Familientherapeutin und Zauberin, entwickelte 1999 das KinderLeicht-Abnehmprogramm. Zusammen mit Angelika Egger, Familien- und Hypno- und Hypnosetherapeutin, wird das KinderLeicht-Konzept kontinuierlich weiterentwickelt. Seit 2003 arbeiten wir beide in gemeinsamer Praxis. Unsere therapeutische Arbeitshaltung ist geprägt von dem ganzheitlichen und wertschätzenden Ansatz, der der sogenannten systemischen Familientherapie zugrunde liegt.

Das ambulante KinderLeicht-Abnehmprogramm ist für übergewichtige Kinder und deren Eltern konzipiert. Es beinhaltet die Bausteine Ernährung, Bewegung und Verhaltensänderung. Acht bis zehn Kinder treffen sich wöchentlich sechs Monate lang und erleben auf spielerische Weise, wie sie das eigene Essverhalten Schritt für Schritt bewusster gestalten können. Wir kochen gemeinsam, kreieren Rezepte, trainieren die Sinne, entdecken den Zucker- und Fettgehalt von so manchem Lebensmittel und üben Einkaufen, um nur einige Kursaspekte zu nennen. Ein weiteres Element auf dem Weg zu mehr Leichtigkeit ist es, die Freude an Bewegung im Familienalltag zu stärken. Unterstützend für den Veränderungsprozess der Kinder ist dabei die Zauberei. Die Kinder erlernen Zauberkunststücke und erleben dabei ihre Möglichkeiten, die anscheinend so festgefügten Realitäten und Rollen spielerisch und mühelos zu verwandeln. Neben der Arbeit mit den Kindern ist die Elternarbeit im KinderLeicht-Programm für den Veränderungsprozess von großer Bedeutung.

Im Jahre 2008 wurde das KinderLeicht-Abnehmprogramm mit dem Deutschen Präventionspreis der Bertelsmann Stiftung ausgezeichnet. Laut einer Studie der Bundeszentrale für gesundheitliche Aufklärung im Jahr 2008 ist KinderLeicht deutschlandweit das erfolgreichste Abnehmprogramm. Weitere Informationen über das Konzept finden Sie auch unter *www.kinderleichtmuenchen.de*

Neben den messbaren Erfolgen haben uns gerade die vielen positiven Rückmeldungen von Familien, die seit 1999 an KinderLeicht-Kursen teilgenommen haben, dazu bewogen, unsere Arbeit mit einem größeren Publikum, nämlich mit Ihnen, zu teilen. Das vorliegende Buch spiegelt unsere Erfahrungen besonders im Rahmen der Elternarbeit wider.

Das Thema ist Übergewicht. Und es geht darum, leichter zu werden.

> Wie kann eine genussvolle und zugleich gut sättigende Balance im Leben der Kinder gelingen? Wie wird ein Kind mit Übergewicht leichter, und wie kann dieser Weg leicht sein und gut schmecken – sowohl dem Kind als auch seinen Eltern, die es dabei begleiten?

Wir möchten Sie neugierig machen, Sie persönlich einladen, sich für neue Sichtweisen und noch Fremdes zu öffnen und damit Ihr Verständnis und Ihre eigenen Erfahrungen zu erweitern. Es ist wie ein Besuch in einem fremden Restaurant: Sie wählen die Speisen aus, und bei jeder Speise, die serviert wird, haben Sie die Wahl, wie viel Sie davon kosten möchten. Dabei erleben Sie einen ganz eigenen und einmaligen Geschmack. Sie können ihn festhalten oder vorüberziehen lassen. Mit dieser inneren Entscheidungsfreiheit können Sie unsere Anregungen mühelos und wie eine Wegzehrung aufnehmen. Wir wünschen uns, dass Sie auf dieser inneren Speisenwanderung in der Leichtigkeit bleiben, denn so können Sie Ihr Kind auf seinem Weg in die Leichtigkeit gut begleiten.

Wir haben unseren Ratgeber wie eine Speisekarte zusammengestellt. Sie können auswählen und die Gänge der Reihenfolge nach kosten, aber auch mit dem Gang beginnen, der Sie besonders neugierig macht oder von dem Sie erwarten, dass er Sie am besten sättigt.

Es gibt auf unserer Speisekarte Zutaten, die Sie in fast jedem Gericht wiederfinden. Es sind dies die Bedürfnisse, es ist die Lust und der Genuss. Unsere Erfahrung zeigt:

> **Leichter werden geht dann leicht,** wenn mehr Lust und mehr Genuss im Alltag Platz haben und gleichzeitig die individuellen Bedürfnisse des Kindes gestillt sind. Die Fülle des Lebens tritt an die Stelle der Körperfülle.

Unser Blick richtet sich vor allem auf das *Verständnis* des Symptoms Übergewicht und zunächst weniger auf dessen Beseitigung. Das Übergewicht wird als Freund empfangen und nicht als Feind bekämpft. Was drückt es aus? Was will es mitteilen? Und was kann uns unterstützen, mehr Leichtigkeit zu entwickeln, angesichts dieser oft für die ganze Familie belastenden Situation? Wie können zugleich die Grundbedürfnisse aller gut genährt werden? Es braucht zum einen das Verständnis für den tiefer liegenden Sinn, der sich im Übergewicht zeigen will, und es braucht die Wertschätzung der Kraft, die darin verborgen liegt. Erkennen wir dies, das ist unsere Erfahrung, dann können dieser Sinn und diese Kraft zutage treten und müssen sich nicht länger über das Übergewicht erfüllen. Das Übergewicht wird nicht mehr gebraucht. Das Kind kann seine Selbstentwicklung mit Leichtigkeit entfalten und nachhaltige Veränderungen werden angestoßen.

Wir wünschen Ihnen

guten Appetit!

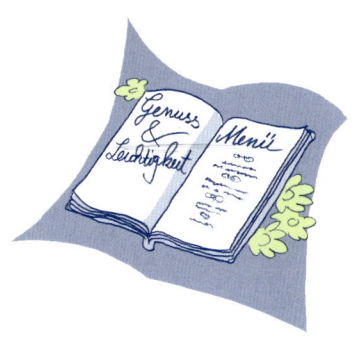

Einladung zum Menü
»Genuss und Leichtigkeit«

Wir laden Sie und Ihr übergewichtiges Kind ein, Ihre Sinne, Ihren Geschmack, Ihre Genussfähigkeit zu stärken und dabei das eigene gute Gewicht zu finden. Bevor Sie unserer Einladung folgen, bitten wir Sie, für sich einen guten Platz zu finden, an dem Sie dieses Buch, dieses besondere Menü genießen wollen. Wollen Sie es lieber an einem ruhigen oder an einem geselligen Ort genießen, wollen Sie vor jedem neuen Gang kurz innehalten, um den für Sie richtigen Ort herauszufinden? Gehen Sie in Gedanken an verschiedenen Orten spazieren – in Leichtigkeit, ganz ohne Anstrengung – und ein guter Ort des Genießens wird wie von selbst auftauchen.

Dann bitten wir Sie, sich damit zu beschäftigen, was eine gute, angenehme Zeit sein könnte, in der Sie unserer Einladung folgen wollen. Möchten Sie unsere besonderen Speisen lieber wie einen Kaffee zur Anregung genießen oder eher wie einen Tee in einer stillen Stunde oder mal so und mal ganz anders? Lassen Sie auch hier wieder verschiedene Möglichkeiten in sich auftauchen und öffnen Sie sich den Bildern und Gedanken, die dabei entstehen.

Jetzt bitten wir Sie noch, sich doch einmal genau vorzustellen, was für Sie persönlich ein gutes Ergebnis dieser Einladung wäre.

Was glauben Sie, wäre ein gutes Ergebnis für Ihr Kind? Was ist für Sie selbst ein gutes persönliches Gewicht, welches Gewicht wünschen Sie sich für Ihr Kind, und was wünscht sich Ihr Kind? Wie wird es sein, wenn Ihr Kind für sich ein gutes Gewicht erreicht hat? Was in Ihrem Leben ist dann leichter?

Welche Gefühle entstehen bei Ihnen, wenn Sie sich mit diesen Fragen beschäftigen? Tauchen Ärger oder Schwere auf, wenn Sie an den Weg bis zu diesem Ziel denken, oder tauchen schon Freude und Leichtigkeit auf, wenn Sie sich das gute Ergebnis vorstellen? Bitte bewerten Sie diese Gefühle nicht, sondern beobachten Sie sie wie von außen. Wenn negative Gefühle auftauchen, konzentrieren Sie sich bitte darauf, in welchen Lebensbereichen Sie sich als Mutter oder Vater mehr Genuss und Leichtigkeit wünschen. Malen Sie sich dann aus, wie es sein wird, wenn sich diese Vorstellungen erfüllen. Innere Freude oder ein Lächeln auf Ihrem Gesicht zeigen Ihnen eine neue, leichtere Richtung auf.

Vielleicht haben Sie Lust, sich Ihre eigene Einladungskarte für dieses Menü zu entwerfen. Welche Kost erwarten Sie? Welche Kost wünschen Sie sich? Das zu wissen ist gut, wenn Sie nun gleich in unser besonderes Restaurant kommen. Sie wählen aus, was Ihnen zusagt, die Gänge, die Sie anregen, verführen und interessieren. Sie haben die Wahl und Sie dürfen jederzeit erneut wählen.

Wir wünschen Ihnen
ein lust- und genussvolles Menü
und freuen uns auf Ihren Besuch im Restaurant »KinderLeicht«.

Einladung zum Menü »Genuss und Leichtigkeit«

Aperitif:
Auf den Anfang kommt es an

Bei der Veränderung unserer Lebens- und Essgewohnheiten können wir langsam und behutsam vorgehen.

> **Langfristiges Abnehmen** bedeutet eine Zunahme an Lebensgenuss.

Natürlich tragen eine Veränderung von Portionsgrößen, eine geeignete Zusammenstellung der Speisen und regelmäßige Bewegung unterstützend zum Prozess des Leichterwerdens bei. Den Genuss und die Freude immer wieder in den Mittelpunkt zu stellen, ihn nicht aus den Augen zu verlieren, ist dabei unserer Erfahrung nach sehr hilfreich. Ihr Leben und das Ihres übergewichtigen Kindes soll leichter und freudiger werden. Der Aperitif bietet einen wunderbaren Einstieg in eine neue Art des Genießens. Alle Familienmitglieder haben die Möglichkeit, davon zu profitieren. Er bietet erste Schritte auf dem Weg zu mehr Leichtigkeit.

Der Aperitif sagt selbst, was er kann: Das französische Wort »Aperitif« kommt vom lateinischen »aperire« und bedeutet öffnen. Er lädt ein, uns für das zu öffnen, was da ist. Wie ein Säugling, der sich mit offenem Blick der Welt zuwendet und nichts erfüllen und nichts erreichen muss. Alles ist offen und eine wunderbare Gelegenheit. Der Aperitif eröffnet das Mahl.

Ein schöner Sonntagmorgen könnte ein wunderbarer Öffner für einen freien Tag sein. Alle haben Zeit und freuen sich auf die vor ihnen liegenden Stunden. Eine gute Zeit für ein angenehmes, wohliges gemeinsames Frühstück. Und doch läuft es manchmal ganz anders – wie z.B. auch an diesem Sonntag bei Familie Becker.

Mutter: »Reich mir doch bitte mal die Butter!«
Vater schaut kaum von seiner Zeitung auf, tastet suchend über den reich gedeckten Frühstückstisch, findet die Butterdose und streckt seinen Arm in Richtung der Stimme.
Christoph kaut lustlos auf seinem Brot herum und sieht sehnsüchtig auf die Wanduhr. In fünf Minuten beginnt seine Lieblingsserie, *Abenteuer im Pyjama*, die will er auf keinen Fall verpassen. Und dieses Frühstück scheint kein Ende nehmen zu wollen. Mit einer großen Portion Schoko-Haselnuss-Creme versucht er sein Brot schmackhafter zu machen.
M: »Hast du dich heute schon gewogen?«
Klappernd lässt Christoph sein Messer auf den Teller fallen.
C: »Ich habe keinen Hunger mehr!« Steht auf, stampft in sein Zimmer und knallt die Tür hinter sich zu.
M: »Sprich du doch mal mit ihm!«
V: »Hmh?«
M: »Ich kann das nicht immer alleine machen!«
V: »Was?«
M: »Siehst du denn nicht, dass er immer dicker wird!«
V: »Was soll ich ihm denn sagen?«

M: »Dass er nicht so viel Süßes essen darf und vor der Glotze dauernd die Chips. Bei der letzten Untersuchung hat der Arzt wieder gesagt, wir müssen was unternehmen! Innerhalb von sechs Monaten hat Christoph wieder vier Kilo zugenommen. Ich kümmere mich die ganze Zeit alleine darum. Mach doch du mal was!«

V: »Was denn?«

M: »Du kannst doch heute mit ihm ins Schwimmbad gehen, das hat er sich gestern gewünscht.«

V: »Ich wollte heute eigentlich in Ruhe das neue Regal aufbauen.«

Christoph kommt aus seinem Zimmer, geht ins Wohnzimmer und macht den Fernseher an.

Die Mutter ruft: »Schalte bitte sofort den Fernseher aus!«

C: »Bitte, Mama, heute kommt die letzte Folge von *Abenteuer im Pyjama*.«

M: »Das ist vollkommen egal! Wir haben erst letzte Woche ausgemacht, dass vor zwölf nicht geschaut wird. Du wolltest doch ins Schwimmbad.«

C: »Du bist total gemein. Ich will überhaupt nicht mehr ins Schwimmbad. Du willst doch nur, dass ich mich dort abstrample, und Pommes bekomme ich eh keine.«

Wie oft verdüstert sich die Stimmung am Familientisch plötzlich, wo der Tag doch für alle entspannt losgehen sollte. Niemand wollte es so. Was hätten sich die Familienmitglieder bei Beckers denn eigentlich gewünscht?

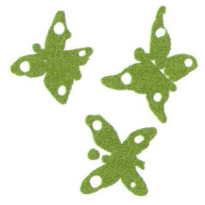

Von Wünschen und Bedürfnissen

Alle Wünsche sind grundsätzlich erlaubt, so unrealistisch ihre Erfüllung auch sein mag. Es macht Freude, ins Wünschen zu gehen, schon das bloße Wünschen nährt uns. Oft macht das Wünschen selbst mehr Freude als die Erfüllung der Wünsche.

Wir können das Wünschen genießen wie einen Aperitif. Allein die Vorstellung von der Erfüllung unserer Wünsche kann uns schon glücklich machen. An trüben Novembertagen wünschen wir uns vielleicht die Sonne herbei und es ist uns klar, dass sich dieser Wunsch jetzt nicht erfüllen lässt. Trotzdem kann unsere Erinnerung an heiße Sonnenstrahlen auf unserer Haut, an lange, laue Sommerabende in uns ein Gefühl wecken, das uns aus der düsteren Stimmung entführt.

Das Sonntagsfrühstück, das so gut gestartet war, hat plötzlich eine andere Wendung bekommen. Was hätte sich verändert, wenn der Aperitif »Was sind meine Wünsche an das Sonntagsfrühstück?« serviert worden wäre?

Wünschen macht Spaß. Es kommt dabei nicht unbedingt auf die Erfüllung der Wünsche an. Wünsche bringen uns mit unseren Bedürfnissen in Verbindung. Wünsche legen eine gute Spur zu unseren Grundbedürfnissen. Wir können dieser Fährte folgen.

Erinnern Sie sich an das wunderbare Kinderspiel »Mein rechter, rechter Platz ist leer – da wünsche ich mir die Ramona, den Johannes …

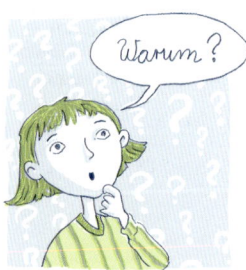
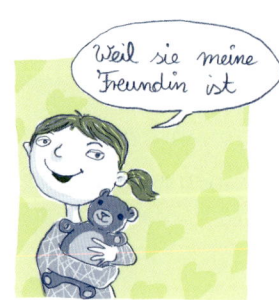
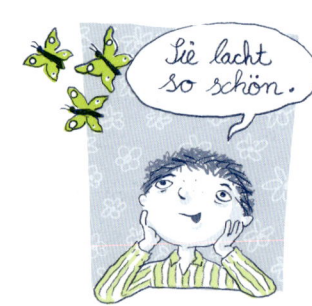

her«? So kann z.B. hinter dem Wunsch, die Sonne auf der Haut spüren zu wollen, ein Bedürfnis nach Wärme liegen. Wenn ich über das eigene Wünschen mit diesem Bedürfnis in Verbindung komme, kann ich überlegen, auf welch unterschiedliche Art ich für dieses Bedürfnis und damit für mich selbst sorgen kann. Tut mir jetzt ein Tee oder eine warme kuschelige Decke gut? Will ich in die Sauna oder von jemandem aus der Familie in den Arm genommen werden? Oder was sonst könnte mein Bedürfnis nach Wärme jetzt erfüllen?

Wenn wir unser Bedürfnis hinter dem Wunsch wahrnehmen können, fällt unsere innere Spannung ab. In guter Weise sind wir plötzlich mit uns selbst verbunden. Ein Gefühl von Gut-genährt-Sein zeigt sich – manchmal ohne dass tatsächlich irgendetwas geschieht. Der Teil in uns, der sich nach Wärme, vielleicht auch Kontakt, sehnt, fühlt sich gehört, gesehen und verstanden.

In der Frühstücksszene bei Beckers wird deutlich, dass jedes Familienmitglied vermutlich unterschiedliche Wünsche an das Sonntagsfrühstück hat. Christophs Wünsche sind, sein Brot ungeachtet seines Übergewichtes zu genießen und seine Lieblingsserie im Fernsehen anschauen zu können. Der Vater will vermutlich ein ruhiges und von der Zeitungslektüre begleitetes Frühstück. Und Mutters Wünsche sind vielleicht, in guter Stimmung, gemeinsam und in aller Ruhe den Sonntag zu beginnen: ein schön gedeckter Frühstückstisch, im Kontakt mit ihrem Mann und ihrem Sohn zu sein und dabei ihren Kaffee zu genießen.

Hinter jedem einzelnen Wunsch stecken Bedürfnisse, die sehr unterschiedlich sein können. Für den einen ist es das Bedürfnis nach Selbstbestimmung (Ich darf jetzt das tun, was ich will, vielleicht auch nachher noch mal ins Bett kriechen), für den anderen ist es das Bedürfnis nach Ruhe (Einfach mich alleine genießen). Und für den anderen ist es das Bedürfnis nach Nähe, nach Zweisamkeit, nach Kontakt, nach Austausch.

Zurück zu unserem Aperitif: Der Aperitif lädt ein, uns für das zu öffnen, was da ist. Ein schöner Sonntagmorgen, alle haben Zeit und freuen sich auf den Tag. Das sind gute Voraussetzungen für das Tafeln der ganz persönlichen Sonntagmorgenbedürfnisse. Wenn Sie Lust haben, dann kosten Sie einmal diesen Aperitif.

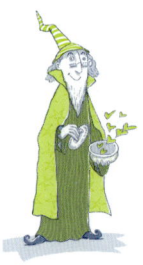

Das Wünschen üben

Wünsch dir was: Wie geht das genau? Der erste Schritt betrifft jeden allein. Allen gemeinsam ist das Bedürfnis, sich unbeschwert auf den Tag freuen zu können. Zeit für sich haben, für die Kinder, für den Partner oder ein Hobby. Der richtige Aperitif steht also für meine Wünsche an diesem Sonntagmorgen. Jeder malt für sich in Gedanken sein schönstes Sonntagsfrühstück aus. Dabei träumt jeder erst einmal ganz für sich alleine: »Was hätte ich gerne auf dem Frühstückstisch, wie soll diese Zeit gestaltet werden?«

Der eigene Wunsch, das »Was will ich?«, kann ein Lächeln auf unser Gesicht zaubern, ein wohliges Gefühl im Bauch entstehen lassen. Unser Körper fühlt sich entspannt und zugleich gespannt an im Sinne einer Vorfreude. Man kann die eigenen Wünsche einladen: Wie und wo kann ich am besten träumen? Noch im Bett, am Frühstückstisch, bei einem Spaziergang, beim Brötchenholen …? Habe ich Lust auf Familie oder brauche ich Ruhe? Darf ich auch alleine frühstücken? Kann etwas anderes, z.B. Musik, Kerzen, Blumen, Spiele …, mein gutes Gefühl steigern?

Die Kinder, die Mutter, der Vater befragen sich selbst. Jedes Familienmitglied interviewt sich. Was wünsche ich mir? Jeder Wunsch ist erlaubt. Es gibt kein richtig oder falsch. Wenn ich mir mein Traumfamilienfrühstück vorstelle, wie sieht es aus? Was genau genieße ich dann mit den Augen, mit den Ohren, mit der Nase, mit der Zunge, was löst Freude aus?

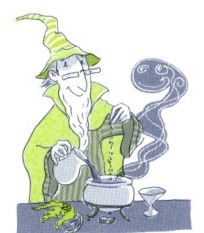

Die Vogelperspektive oder: Die Wünsche der anderen

Jetzt wird aus der Vogelperspektive von oben auf die anderen aus der Familie geschaut. Was glaube ich, was wünschen sich die anderen Familienmitglieder? Ich kann ja einmal fantasieren! Kenne ich ihre Wünsche? Was gefällt mir an den Wünschen der anderen? Was passt nicht zu mir und meinen Wünschen? Wem aus der Familie könnten meine Wünsche gut gefallen?

Die Herausforderung: Verschiedene Wünsche vereinen

Dieser Schritt fordert alle heraus: Wie bringt man nun die verschiedenen, vielleicht sogar sich gegenseitig ausschließenden Interessen zusammen? Wie kann man gemeinsam den beginnenden Tag zu einem schönen Tag machen? Das Wünschen ist völlig frei, auch für die Kinder. Klar ist aber auch: In jeder Familie gibt es einen Rahmen, der einzuhalten ist. Zum Beispiel gilt in Christophs Familie die Abmachung, dass am Sonntag erst ab zwölf Uhr ferngesehen werden darf. In der Familie seines Freundes dürfen die Kinder am Sonntagmorgen eine Stunde fernsehen. Es gibt viele Möglichkeiten, solch einen Rahmen zu bilden. Familienregeln verändern sich immer wieder, je nach Alter der Kinder und je nach Familiensituation. Es gilt, solche Abmachungen zu entwickeln, und alle halten sie ein, auch wenn es Disziplin erfordert. In früheren Zeiten wurde dieser »Sonntagsfrühstücks-Rahmen« häufig von außen festgelegt, durch einen gemeinsamen Kirchgang beispielsweise.

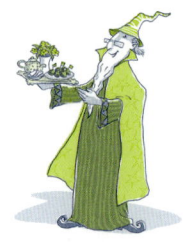

Die Zutatenliste festlegen

Jede Familie kann sich nun ihre eigene Zutatenliste für den optimalen Rahmen mixen. Man muss nur hin und wieder klären, welche Zutaten grundsätzlich möglich sind.

Beispiele:
- Frühstück im Schlafanzug? ja/nein
- Croissants, Nutella, Säfte, Obst …? ja/nein
- Alle zusammen, Einzelne frühstücken alleine? ja/nein
- Sind kleine Spiele erlaubt? ja/nein
- Gibt es ein Sonntagsritual? ja/nein
- Wird einfach improvisiert? ja/nein
- Sind Änderungen nach Absprache möglich? ja/nein

Je klarer die mögliche »Zutatenliste« in der Familie abgesprochen wird, desto nachhaltiger und sogar reichhaltiger ist der Genuss. Man könnte sagen, wie bei einem Kuchenrezept. Bei einem guten Rezept stimmt die Zutatenauswahl mit der jeweiligen Mengenangabe überein. Die Chance, einen leckeren Kuchen daraus zu backen und den dann genießen zu können, ist ziemlich groß. Um am Sonntagmorgen in der Aperitif-Stimmung zu bleiben, ist es hilfreich, während des Frühstücks keine Planungsgespräche darüber zu führen, was danach gemacht wird. Bitte auch die Besprechung von Problemthemen, z.B. wie war es in der Schule, stehen unerledigte Arbeiten aus?, auf nachher verschieben. Diese verderben die Aperitif-Stimmung. Das mitunter spannende Spiel heißt:

Mein eigenes Leben selbst gestalten und gleichzeitig mit der Familie in einer guten Verbindung sein.

»Wünsch dir was!« für Eltern

Grundsätzlich: Alle Wünsche sind erlaubt. Erstellen Sie eine Zutatenliste: »Worauf habe ich Lust, worauf habe ich überhaupt keine Lust?« Wichtig: Die Lustzutaten möglichst genau beschreiben! Wählen Sie aus oder erfinden Sie Ihren aktuellen Traum-Aperitif!

Meine Lust als Frau, als Mutter – meine Lust als Mann, als Vater:

- Ruhe – wie?
- Aktivität, Bewegung, Kreativität – was genau?
- Alleinsein – wo ist dafür ein guter Ort/Platz?
- Zusammensein – mit wem? Was soll dann stattfinden?

Meine besonderen Zutaten:
_____
_____
_____
_____

Was sind meine Genusskiller?
_____
_____
_____
_____
_____

»Wünsch dir was!« für Kinder

Wir haben fünfzig normal- und übergewichtige Kinder mit folgender Frage interviewt: Was bräuchtest du, um am Sonntagmorgen in eine gute Stimmung zu kommen und dich gut zu fühlen? Ein Großteil der Kinder antwortete:

- So lange schlafen, wie ich will.
- Nicht an Schule denken und erinnert werden.
- Gutes Frühstück mit Brötchen, Müsli und Orangensaft.
- Gute Laune in der Umgebung.

Worauf hast du Lust, worauf hast du überhaupt keine Lust? Alle deine Wünsche sind hier erlaubt! Wichtig: Beschreibe deine Lustzutaten genau!

Mein aktueller Traumcocktail:

- Ruhe – Trödeln, Faulenzen, CDs hören …
- Action – was genau?
- Alleinsein
- Mit anderen, mit wem?

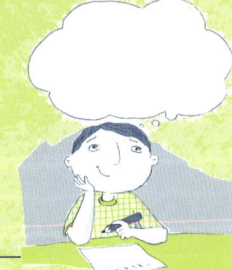

Meine besonderen Zutaten:
_____
_____

Was sind meine Genusskiller?
_____
_____

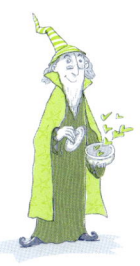

Die Genussinsel sichern

Der Moment des Aperitifs ist »kostbar«. Kosten Sie mit allen Sinnen, teilen Sie Ihre Freude über diesen bezaubernden Moment mit (»Mmmmh, tut das gut«). Teilen Sie es sich selbst und Ihrer Familie mit. Fernsehköche wie Alfred Biolek oder Johann Lafer lassen auf diese Weise (»Mmmmmh …«) ihre Zuschauer teilhaben.

Stellen Sie für diesen kostbaren Moment alle Aufträge zurück. Dafür ist später Zeit. Was jetzt zählt, ist nur die Eröffnung Ihrer Sinne. Geben Sie Ihren Kindern dafür ein gutes Modell und lernen Sie zugleich von Ihren Kindern. Bei Kindern stehen die Lust und die Sinnlichkeit sehr im Mittelpunkt. Der Psychologe Viktor Frankl hat einmal gesagt: »Sinn gewinnt man über die Sinne.«

Vorspeise:
Das Land der kleinen Abenteuer

Zum Einstieg eine Fantasiereise: Stell dir vor, du bist an einem wunderbaren Ort, da, wo es dir gefällt, wo es dir gut geht. Du schließt die Augen und siehst diesen Ort ganz genau vor dir. Du hast schon ein bisschen Hunger, du ahnst, dass es gleich etwas Wunderbares zu essen gibt. Das Wasser läuft dir schon im Mund zusammen. Und du nimmst wahr, dass da ganz in deiner Nähe ein schön gedeckter Tisch steht, auf dem gerade die unterschiedlichsten Vorspeisen aufgetischt werden. Du kannst sie alle sehen, du kannst sie riechen. Erlaube dir, etwas rumzuschnüffeln, zu schnabulieren, koste, schmecke mit deinen Geschmacksknospen in alle Geschmacksrichtungen hinein. Welche kannst du erkennen? Welche davon schmecken besonders köstlich, was ist deine ganz eigene Geschmacks-vor-Liebe? Und während du alles betrachtest, wird dir klar, welche du jetzt für dich auswählen wirst.

Spüre, wie es dich in den unterschiedlichen Räumen deines Körpers nährt und erfüllt! Was erlebst du sonst noch dabei? Wenn du ausgiebig gekostet hast, dann komm in diesen Raum zurück und öffne deine Augen.

Appetit auf Erlebnisse?

»Ich habe Appetit auf…« und schon tauchen vertraute Gaumenerlebnisse auf. Fast immer sind sie verbunden mit bereits Erlebtem. Denken Sie beispielsweise an Erdbeeren. Allein der Duft, die rote Farbe der Erdbeeren erinnern uns an die Freude über den Sommer, die Vorstellung, luftige Kleidung zu tragen, auf der Terrasse zu sitzen und die ersten Sonnenstrahlen auf der Haut zu spüren, Ausflüge machen, Eis essen … Weihnachtsplätzchen dagegen schmecken nur zur Weihnachtszeit. Wir verbinden damit Kälte draußen und wohliges Vor-dem-Ofen-Sitzen drinnen, lange gemütliche Abende mit Kerzen, den Duft von Punsch und Geselligkeit.

Das Wunderbare an Vorspeisen ist, dass sie dafür zuständig sind, dass uns das Wasser im Munde zusammenläuft. Leckere cremige Suppen, bunte, aromatisch schmeckende Salate, verschiedene Antipasti mit frisch duftendem Brot und kleine Snacks werden als Vorspeisen serviert. Sie laden uns ein zu naschen, langsam zu kauen, ein bisschen rumzuschnüffeln, etwas auf der Zunge zergehen zu lassen und intensiv zu kosten. Sie bereiten uns auf das Kommende vor. Alle Verdauungsorgane, die Leber, die Gallenblase, der Magen, die Bauchspeicheldrüse werden angeregt, ihre Produktion von Verdauungssäften und Enzymen zu starten. Es ist wie bei den Vorbereitungen auf Weihnachten. Alle wirken auf ganz unterschiedliche Weise mit. Der eine sorgt für den schön geschmückten Weihnachtsbaum, der nächste bereitet das Weihnachtszimmer vor, die anderen kümmern sich ums Festmenü. Oder der Aufbruch in den Urlaub. Die freudig und sonnig wirkenden Fotos des Reiseprospekts wirken auf uns wie eine Vorspeise. Wir beginnen uns bereits innerlich vorzubereiten, eine sogenannte Erstsättigung tritt ein, damit die Sinnesabenteuer der kommenden Tage oder Wochen gut verdaulich werden.

Appetit stammt aus dem Lateinischen und kommt von »appetitus cibi« – Verlangen nach Speise und von »appetere« – haben wollen. Appetit

wird als ein psychischer Zustand beschrieben, der sich durch das lustvoll geprägte Verlangen, etwas Bestimmtes zu essen, auszeichnet. Der *emotionale* Nährwert von Vorspeisen ist sehr hoch. Es geht also hier nicht um den vollen Bauch, sondern um eine verdauungsförderliche Vorbereitung auf das Kommende. Und nicht zuletzt deshalb haben die italienische Küche und ihre Vorspeisen eine so starke Verbreitung gefunden. Gefühlsmäßig verbinden wir damit italienische Lebensfreude, Lebenslust und *dolce vita*. Und in dieser guten Stimmung wählen Sie genussvoll und wählerisch Ihre persönliche Vorspeise.

> ### *Wir sind gut vorbereitet*
>
> Wir sind von Natur aus perfekt für das Genießen ausgestattet. Kaum zu glauben: Unser Mundraum ist gefüllt mit etwa 3000 Geschmacksknospen. Die allermeisten sitzen auf der Zunge, auf dem Gaumen, im Rachen und auf der Mundschleimhaut. Die Geschmacksknospen sind nur wenige Hundertstel Millimeter groß. Jede enthält bis zu 50 Sinneszellen. Aus diesen Zellen, die übrigens eine Lebensdauer von nur zehn Tagen haben, ragt jeweils ein feines Härchen wie eine Antenne heraus. Diese sendet dann über die Geschmacksnerven eine Botschaft an das Gehirn. Dort findet ein reines Informationsfeuerwerk statt.

Die Geschmäcker sind verschieden

Bekanntlich lässt sich über Geschmack nicht streiten – auch nicht über Geschmacksvorlieben beim Essen. Der eine mag lieber ein Wurstbrot zum Frühstück, die andere lieber ein Früchtemüsli, und niemand von beiden lässt sich seine Vorlieben gerne vorschreiben.

Trotzdem essen wir nicht unser Leben lang das Gleiche. Der leicht bittere Spinat, den wir als Kleinkind löffelweise verabreicht bekamen und in hohem Bogen Richtung Decke spuckten, gehört heute vielleicht zu unseren Lieblingsblattgemüsen, und der Gedanke an einen Hamburger, bei dem uns noch vor Kurzem das Wasser im Mund zusammenlief, lässt uns heute völlig kalt.

Das hat nicht nur damit zu tun, dass sich unsere natürlichen Geschmacksvorlieben mit der Zeit wandeln, sondern auch damit, dass wir verführbar sind und uns mitsamt unseren Vorlieben ändern, wenn wir es denn wollen. Über Geschmack lässt sich zwar nicht streiten, aber unser Geschmack verändert sich mit uns und unseren Erfahrungen.

Verschiedene Geschmäcker kennenzulernen gehört sicherlich mit zu den schönsten Erlebnissen beim Essen. Ob es der Geschmack des ersten köstlichen Fischgerichts in Spanien, der große Stapel Pfannkuchen mit Marmelade bei Oma oder die erste aromatische Gemüseplatte bei der liebsten Freundin war – solche Gaumenfreuden bleiben uns zeitlebens in Erinnerung.

Es ist nicht nur die tolle Fischsuppe, die wir noch heute auf der Zunge zu schmecken glauben, es ist auch der Geruch der lauen Sommernacht und das Vergnügen, mit den Freunden zu essen, die dieses Geschmackserlebnis prägten. Und da blieb noch etwas anderes in uns zurück: Wir haben Lust auf weitere Geschmacksabenteuer bekommen. Immer wieder probieren wir Dinge, die wir noch nicht kennen, Rezepte, die uns vielversprechend scheinen.

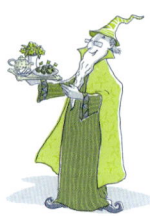

Geschmackssammlungen anlegen

Werden Sie zusammen mit Ihren Kindern leidenschaftliche Sammler und Sammlerinnen von Geschmack und genießen Sie die Vielfalt.

Sammeln bedeutet eine systematische Suche, Beschaffung und Aufbewahrung von Dingen. Es ist wie eine besondere Vorratshaltung der Geschmäcker! In den KinderLeicht-Kursen experimentieren die Kinder mit den Grundgeschmacksarten: süß, sauer, salzig, bitter. Sie testen, probieren und schmecken Lebensmittel mit den verschiedensten Geschmacksrichtungen. Es geht darum, den Gaumen für die unterschiedlichen Mischungen von Geschmack zu schulen. Kinder, die differenziert schmecken lernen, werden sich auch gesund ernähren können.

> **Beim Geschmack geht es darum,** eine Auswahl zu haben und mich zu entscheiden: Was mag ich und was mag ich nicht? Diese Fähigkeit ist eine Lebensgrundkompetenz, zu sagen, was wir wollen und was nicht. Sie nützt uns in allen Lebensbereichen.

Meine individuellen Geschmackssammlungen

Wir laden Sie ein, Ihre individuellen Sammlungen anzulegen.

- Bei den Suppen
- Bei den Salaten
- Beim Eis
- Bei den Obstsorten
- Bei Fleisch und Fisch
- Beim Gemüse

Entdecken Sie: Was genau ist es, dass mir bestimmte Speisen besonders gut schmecken?

Beispiele:
Brokkolicremesuppe, weil sie so samtig auf der Zunge liegt.
Gebratenes, weil es außen knusprig, innen saftig weich ist.

_____
_____
_____

Was ist es genau, dass mir bestimmte Speisen gar nicht schmecken?

Beispiele:
Griesbrei, weil ich ihn schon zu oft gegessen habe.
Salbei, weil der bitter schmeckt.
_____
_____
_____

Mein Geschmack in anderen Lebensbereichen

»Das Geschenk trifft genau meinen Geschmack«, »Die hat aber einen guten Geschmack«, »Ihr Haus ist wirklich geschmackvoll eingerichtet« ... Diese Redewendungen sind uns aus dem alltäglichen Leben vertraut. So begegnet uns in den verschiedensten Lebensbereichen dieses Thema. Wir laden Sie ein, Ihre persönlichen Geschmackssammlungen auch in anderen Bereichen anzulegen.

- Bei der Kleidung
- Bei der Frisur
- Bei der Musik
- Bei Sportarten
- Bei der Zimmergestaltung – Vorlieben von eigener Ordnung/Unordnung
- Bei der Art und dem Tempo meiner Bewegung
- Wie ich Aufgaben erledige

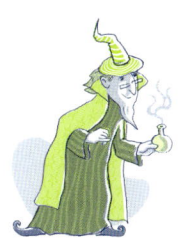

Geschmackstraining

Geschmack lässt sich trainieren! So wie ein Musiker sein Instrument durch Übung beherrschen lernt, werden wir erst durch Geschmackstraining zu Kennern des sensorischen Genusses. Die Fähigkeit, die Grundgeschmacksrichtungen zu erkennen, ist angeboren. Genau wie ihre Bewertung: Süßes wird bevorzugt, Bitteres hat einen eher negativen Beigeschmack.

»*Sich den Geschmack verderben lassen*«, wie die Redewendung so schön ausdrückt, geschieht durch das Konsumieren von Lebensmitteln, häufig sind es Fertigprodukte, die mit künstlichen Aromen und Zusätzen versetzt sind.

Wer immer viel Salz verwendet, wird feinere Nuancen irgendwann nicht mehr herausschmecken können. Kinder, die über Jahre nur süße Getränke getrunken haben, empfinden den Geschmack von Wasser einfach nur fad. Eine geschmackliche Neuentdeckung braucht seine Zeit. In den KinderLeicht-Kursen wird Wasser getrunken und so manche Kurskinder sagen nach drei bis vier Monaten: »Ach, das ist gar nicht so schlimm, Wasser zu trinken, inzwischen schmeckt es mir sogar.«

Wenn Sie nun ins Land der neuen Vorspeisen aufbrechen, so lassen Sie sich Zeit. Meist sind wir Neuem gegenüber viel offener, wenn es in angenehmer Atmosphäre stattfindet und alle Sinne angesprochen werden.

An einem schön gedeckten Tisch zu tafeln, bereitet Freude. Herz und Sinne öffnen sich. In unseren KinderLeicht-Kursen erzählen die Eltern häufig, dass ihre Kinder viel Freude am Tischdecken haben und vor allem am Verschönern einer Tafel. Da noch eine Blume und hier eine besonders gefaltete Serviette. Wir können unsere Kinder im guten Sinne zu neuen Speisen verführen. Manchmal braucht eine Speise nur einen Namen wie »Pumucklsuppe« und die Neugierde aufs Probieren ist geweckt.

Die verführerische Macht der Abwechslung

Wir alle lieben Abwechslung! Je mehr unterschiedlich schmeckende Speisen in Reichweite sind, umso mehr verschlingt der Mensch. Interessant ist, dass die Zunahme an Fettleibigkeit genau mit der Zunahme an geschmacklicher Vielfalt einhergeht. Experimente zeigen, dass Menschen mehr Brote essen, wenn sie statt einer Sorte vier angeboten bekommen – sogar dann, wenn diese nicht besonders schmecken! Abwechslung scheint zu genügen, um den Gaumen zu verführen.

Nun, das Credo heißt abwechslungsreich essen. Gemeint sind hier die naturbelassenen Produkte, wie Obst, Gemüse und Getreide, und nicht die vielen Verführungen süßer, salziger oder fetter Art, die industriell produziert werden.

Der eigene Geschmack

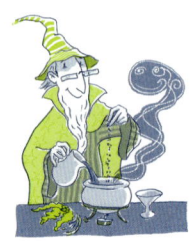

Was wir Menschen mögen, ist uns nur zum Teil angeboren. Die meisten Vorlieben werden im Laufe des Lebens erlernt. Wie kommt es dazu, dass wir bestimmte Vorlieben für Speisen entwickeln? Wir essen bestimmte Gerichte so oft, der Geschmack ist so vertraut und dann heißt es häufig: Das mag ich sehr gerne. Wir essen also Brokkoli nicht unbedingt, weil wir ihn so gern mögen, sondern weil er so oft konsumiert wurde, mögen wir ihn.

Oscar Wilde sagte dazu: »Ich habe einen ganz einfachen Geschmack: Ich bin immer mit dem Besten zufrieden.«

Fragen wir die Kinder:

Vorspeise: Das Land der kleinen Abenteuer

○ Welcher Vorspeisentyp bist du?
Liebst du Suppen wie die Schwaben oder Salate wie die Franzosen oder Pasta wie die Italiener oder Sushi wie die Japaner oder etwas ganz anderes?
Was magst du besonders?

○ Meine Vorspeisen-Vorlieben:
_____
_____
_____

○ Für die Eltern: Welche Vorspeisenvorlieben gab es in Ihrer Kindheit? Welche Erinnerungen sind damit verbunden?

Und wie soll das alles zusammenpassen?

Was wird jetzt aus den vielen Geschmäckern? Eine »Familiensauce«, ein Familien-Eintopf oder lauert da etwa ein neues Arbeitspensum? »Das mit den unterschiedlichen Geschmäckern mag sich ja vielleicht gut anhören, aber wir haben schließlich kein Restaurant zu Hause, in dem jeder seinem Geschmack nach auswählt und ein Küchenteam nur darauf wartet, jeden Wunsch, jeden Geschmack zu bedienen!« So ähnlich könnte der berechtigte Einspruch von vielbeschäftigten Eltern lauten.

Kinder besitzen in der Regel ein gut differenziertes Gerechtigkeitsgefühl. Innerhalb der Familie kann gerade auch über das Essen, über das Aner-

Wir »snacken« uns durch den Tag!

Häppchen für Eilige, die »Fünf-Minuten-Terrine«, eine Pizza im Vorbeigehen, einen Riegel zwischendurch: Snacks sind zum Alltag geworden. Wir »snacken« uns durch den Tag. Die neue Art der Nahrungsaufnahme führt tendenziell zum Nonstop-Naschen. Man nennt das auch »grazing«: Der Begriff leitet sich vom tierischen Grasen ab und bedeutet Knabbern, Saugen und Schlucken. Es entwickelt sich ein unbewusstes Ritual, das – ähnlich wie das Rauchen – versteckte Bedürfnisse stillt. Es spendet Trost, baut Stress ab, fördert die Konzentration und steigert auch die Lust. Somit kann die persönliche Stimmung den ganzen Tag über Essreize modelliert werden. Ein weiterer Aspekt ist die permanente Kurzzeit-Sättigung: Sättigung als Nebenwirkung! Wir werden nicht mehr »richtig« satt, ein Nonstop-Naschen stellt sich ein und das Essen wird zur Nebensache. Zwangsläufig führt das zur Gewichtszunahme. Gut satt sein ist mit einem nachhaltigen Gefühl von Sich-zufrieden-und-wohlig-Fühlen verbunden.

kennen der verschiedenen Geschmäcker und Vorlieben eine gute Kultur der gegenseitigen Toleranz entstehen. Bei verschiedenen Vorlieben ist es wichtig, dass jede dieser Vorlieben irgendwann einmal auf den Tisch kommt. Dabei gibt es vielfältige Vorspeisengerichte, die sowohl vom Einkauf als auch in der Zubereitung einfach sind.

Achtsamkeit ist hier wichtig: Wer kann welche Aufgaben übernehmen? Bei der Planung, beim Einkauf, bei der Zubereitung? Bei den Antworten gilt es zu überlegen: Wie sieht der Tagesablauf aus? Wie viel Zeit steht realistisch zur Verfügung? Wer könnte dabei tatsächlich helfen? Kompliziertere, zeitaufwändigere Vorspeisen gibt es dann vielleicht nur am Wochenende oder in den Ferien.

Gibt es so etwas wie einen Querschnitt von Speisen, die allen Familienmitgliedern schmecken? Könnte es eine Liste mit Lieblingsvorspeisen und eine mit Familienvorspeisen geben? Und kann je nach Bedarf verändert und neu »gewürzt« werden?

Hauptspeise:
Satt werden an Leib und Seele

Nach dem Aperitif und dem Abenteuer der Vorspeise geht es bei der Hauptspeise um die Fülle des Lebens: um »Sattwerden« an Leib und Seele. Bei der Hauptspeise auf dem Tisch wie im Leben geht es um die Kost, die uns physisch und psychisch gut nährt. Und es geht um die Auseinandersetzung mit den Lebens-Speisen, die uns angeboten werden. Es gibt also etwas zu kauen und zu verdauen.

Wir können Hauptspeisen verzehren, die allein durch ihre Zutaten schon schwer verdaulich sind. Denken Sie an einen Entenbraten mit einer fetten Soße. Jedoch kann auch schweres Essen gut verdaut werden, z.B. durch die Verwendung von verdauungsfördernden Gewürzen.

Wir wollen Sie hier einladen, die Vielfalt von Lebens-Hauptspeisen zu kosten, und wir bieten Ihnen vielerlei Verdauungshilfen an. Die folgenden drei Bilder oder Szenen sind Beispiele dafür, was es heißt, wohlig satt zu werden an Leib und Seele.

Der glückliche und tüchtige Säugling: Sie können sich vielleicht erinnern an das Bild und das Gefühl, wenn wir einen Säugling erleben, wie er wohlig zufrieden nach dem Stillen oder nach dem Genuss des Fläschchens einschläft. Es ist ein Bild tiefster Zufriedenheit. Alles stimmt jetzt in seiner Welt. Gerade noch hat das Baby heftig geschrien, um Hunger zu signalisieren, dann saugt es an der Brust oder der Flasche. Ein Kraftakt für das Baby: Es muss wirklich aktiv werden und sich die Nahrung holen, sie sich ersaugen. Oft werden die Bäckchen rot vor Anstrengung. Und dann ist langsam auftauchend das Gefühl der tiefen Zufriedenheit da. Satt an Leib und Seele. Um in diesen wohligen, gesättigten Zustand zu kommen, ist Einsatz und Präsenz gefordert.

Felix und der goldgelbe Pfannkuchen: Erik Carle beschreibt in dem wunderbaren Pfannkuchenbuch, wie sich Felix gleich nach dem Aufstehen einen Pfannkuchen wünscht. Dann schildert die Geschichte, welche Aufgaben Felix erfüllen muss, damit dieser Traum in Erfüllung gehen kann. Er schneidet Weizen, drischt das Korn, bringt es zum Müller, füttert das Huhn und holt sich vom Huhn ein Ei, melkt die Kuh, bekommt dafür Milch, stampft aus der Sahneschicht Butter, holt Holz für ein Feuer und wählt im Keller Erdbeermarmelade für seinen Pfannkuchen aus. Dann beobachtet er die Mutter beim Rühren des glatten und sämigen Teiges und staunt beim Backen. Und erst dann … kommt der wunderbare, glückliche Moment, in dem Felix seinen ersten Pfannkuchenbissen in den Mund steckt und sagt: »Hmm, der schmeckt! Bitte backst du mir noch einen?«

Die glückliche Luise: Erich Kästner schildert im *Doppelten Lottchen* einen Ausflug der Mutter mit Luise. Es ist ein Wochenende »wie lauter Himbeeren und Schlagsahne«. Mutter und Tochter wandern über Stock und Stein, baden, brotzeiten und fallen abends »wie die Plumpsäcke in ihre Betten«. Und Luise sagt: »Mutti, heute war es so schön wie – so schön wie nichts auf der Welt.« Beide sind rundherum satt und zufrieden.

Fastfood:
Der Betrug an unseren Sinnen

Wir können auch alles fertig zubereitet, geschnitten und serviert bekommen. Mit minimaler Anstrengung an die Hauptspeise gelangen. »Drive in«: nur die Hand rausreichen. Oder der Anruf beim Pizzaservice. Er liefert die gewünschte Hauptspeise aufgeschnitten ins Wohnzimmer.

> Für Fastfood ist keine Anstrengung und Präsenz mehr nötig. Der Preis dafür: Glück und Sinnlichkeit stellen sich nicht mehr ein. Was bleibt, ist ein Hunger auf der sinnlichen Ebene.

Kochsendungen werden in Fülle produziert und konsumiert. Wenn wir uns Kochsendungen anschauen, dann erfüllen wir uns einen kleinen Teil unseres Sinneshungers. Wir erleben mit, wie Teig geknetet wird, Soßen gerührt, Braten gewürzt und frische Salate kreiert werden. Unser Gehirn spiegelt uns sinnliche Erlebnisse: Wir sehen, riechen, schmecken, hören und tasten, ohne dass wir es wirklich tun. Wahrheit oder Lüge? Wir verlernen es, zu unterscheiden.

In Großstädten gibt es Fressmeilen mit regelrechten Fastfood-Straßen. Wir werden über Gerüche und Bilder angezogen, greifen zu und sind danach meist enttäuscht, weil sich kein Glücksgefühl einstellt. Geschmackslügen. Fertigprodukte belügen unsere Geschmackssinne. Bunte Bilder, glückliche Menschen auf der Packung gaukeln sinnliche Erlebnisse vor, die darin nicht enthalten sind.

> Obwohl wir uns ständig mit dem Essen beschäftigen, verhungern unsere Sinne. Um satt zu werden an Leib und Seele braucht es Einsatz und Gegenwärtigsein.

Weder mit Schonkost noch mit Kraftfutter werden wir satt an Leib und Seele. Es bleibt ein Gefühl von Leere. Jugendliche, die häufig nur Toastbrot essen, fehlt eine »bissreiche« Kost. Obwohl sie in der Fülle ihrer Kraft stehen, haben sie nicht wirklich etwas zu beißen.

In den Kinderleicht-Kursen sind die Kinder mit Begeisterung bei der Sache beim Kochen, Probieren, Schnippeln, Rühren, Riechen, Tischdecken und beim Kreieren eigener Rezepte. Wie alle Schülerinnen und Schüler sind sie dann ganz dabei, wenn es um eigene Projekte und Aufgaben geht. Sie suchen ihren eigenen Geschmack. Sie wollen ihren eigenen Geschmack weiterentwickeln.

Das Wahnsinns-Paradies

Bei dem zunehmenden Angebot an Lebensmitteln sind wir häufig überfordert, zu erkennen, was innerhalb dieser Vielfalt und der Werbeflut wirklich gesund ist. Wir müssen uns ständig gegen Lebensmittel entscheiden. Derzeit sind in Deutschland mehr als 200.000 Barcodes für Lebensmittel vergeben und jährlich kommen ca. 25.000 neue Produkte auf den Markt. Ein Einpersonenhaushalt nutzt in der Regel rund 50 verschiedene Lebensmittel und ein Vierpersonenhaushalt ungefähr 120. Sie können ja mal in Ihrem Haushalt nachschauen, wie viele Produkte Sie genießen.

Wenn Kindern alles »serviert« wird, wirkt das wie eine Bremse in der eigenen Entwicklung.

Im Sport ein Mannschaftsspiel zu gewinnen, in der Schule interessante Aufgaben zu lösen, auf knifflige Fragen eine Antwort zu finden oder mit den Freundinnen und Freunden Neues zu entdecken und Anerkennung für die eigenen Fähigkeiten zu bekommen: Das alles sättigt uns nachhaltig.

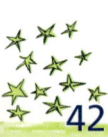

Die Kraft des Übergewichts: Übergewicht hat einen Sinn

Im KinderLeicht-Programm fördern wir drei elementare Grundhaltungen:

- die Kraft des Übergewichtes zu erkennen und sie wertzuschätzen
- den Sinn des Übergewichtes aufmerksam zu erforschen
- Leichtigkeit und Lebensfreude zu pflegen

Generell gilt: Übergewicht ist ein Zeichen dafür, dass sich etwas sehr Wichtiges in diesem Menschen entwickeln will. Das gilt es zu entdecken. Die Reifung drängt nach außen und wird sichtbar!

Ist Übergewicht ein Symptom? Was ist eigentlich ein Symptom? Stellen Sie sich vor, es gibt so etwas wie eine liebevolle, weise innere Instanz in uns. Sie sorgt dafür, dass wir unser Wesen so entwickeln, dass wir die ganze Fülle unseres Lebens ausschöpfen können. Sie wirkt voller Weisheit in uns. Sie weiß all das, was wir für unsere körperliche, seelische und geistige Gesundheit brauchen. Wenn wir nun im Alltag gegen uns selbst handeln, reagiert diese weise innere Instanz. Sie schickt uns Zeichen, die wir nicht übersehen können. Manchmal sind diese Zeichen ganz einfach zu verstehen. Wenn wir z.B. bei kaltem Wetter nur leicht bekleidet sind, verlieren wir Wärme und handeln damit gegen unsere Gesundheit. Wenn wir das so weitermachen, würden wir irgendwann lebensbedrohlich krank werden. Damit das nicht geschieht, bekommen wir in der Regel eine richtig dicke Erkältung. Dieses Zeichen, diese »Begleiterscheinung«, zwingt uns dann, unserem Körper viel Wärme zurückzugeben.

Solche Zeichen nennen wir Symptome. Sie bedrängen uns oft unangenehm, denn etwas soll zu unserem größeren Wohl verändert werden. Die Zeichen haben eine Botschaft für uns. In unserem Beispiel will sie uns einfach nur mitteilen, dass wir für ausreichende Wärme in uns sorgen sollen. Wenn wir uns weigern, die Botschaft zu verstehen, dann verstärkt es seine Hinweise. Dann wird z.B. aus der Erkältung eine Lungenentzündung.

Das Übergewicht ist ein Zeichen dieser weisen inneren Instanz. Es geht nun darum, dieses Zeichen zu verstehen. Das ist nicht ganz so einfach wie beim Schnupfen. Schließlich ist es ja ein schwergewichtiges, damit aber auch ein kraftvolles Zeichen.

Es braucht Aufmerksamkeit und Zuwendung, um die Botschaft zu verstehen. Wenn wir das Symptom nur über Kontrolle, mit Diäten oder Hungerkuren vertreiben wollen, dann nimmt die Symptomatik in der Regel eher zu. Die weise innere Instanz macht die Zeichen noch »dicker«. Sie weist mit noch mehr Gewicht darauf hin, dass die Botschaft noch nicht richtig verstanden wurde, oder schickt andere Zeichen/Symptome.

Übergewicht, Migräne, Allergien oder Ängste, Verhaltensauffälligkeiten, Lernstörungen …: All das sind Zeichen, die uns etwas zeigen, uns auf etwas hinweisen wollen.

Neue Perspektiven auf Symptome: Das Symptom braucht unsere Aufmerksamkeit, es braucht das »Verstandenwerden«. An diesem Symptom »Übergewicht« hängen ja oft schon zahlreiche erfolglose Versuche, es zu vertreiben. Aber es stellt sich stur, löst jede Menge Frust aus und bewegt sich nicht.

Meist machen wir den Fehler, dass wir mehr von der gleichen Lösung versuchen: z.B. noch eine Diät, und wieder klappt es nicht. Es findet ein sinnloser Kampf gegen das Symptom statt. Steve de Shazer, ein amerikanischer Kurzzeittherapeut, hat folgenden guten Zubereitungshinweis gegeben:

Wenn etwas trotz vieler Anstrengungen nicht gut genug funktioniert und passt – dann höre damit auf und versuche etwas anderes!

Wechseln Sie also die Blickrichtung! Auch verrückte Blickrichtungen sind willkommen. Sie führen uns aus dem Kampf heraus. Laden Sie in spielerischer Weise das Symptom ein – wie einen Gast! Nützliche Perspektiven könnten z.B. sein:

»Das Symptom ist die U-Bahn zur Wahrheit. Es geht meist um etwas anderes.«
»Der Symptomträger ist der Normalste in der Familie.«
»Das Symptom ist die Melodie zwischen Lüge und Wahrheit.«
»Das Symptom ist Warnlampe.«
»Das Symptom hütet ein Geheimnis.«
»Das Symptom ist wie ein Henkel, um den heißen Topf anzufassen.«

Es geht darum, das Symptom Übergewicht zu würdigen, es zu erforschen und zu verstehen. Hier kommen die Rezeptangebote.

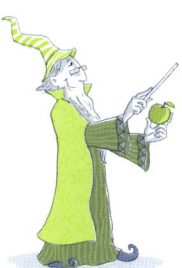

Die Sprache des Symptoms verstehen lernen

Übergewicht ist dick, groß und sichtbar.
Was soll mithilfe des Symptoms gesehen werden – was wird bisher nicht gesehen?

- Wird etwas damit verdeckt oder versteckt? In der eigenen Familie, in den Herkunftsfamilien von Mutter und Vater?

- Wovor schützt das Übergewicht?
- Was wäre anders, wenn es nicht da wäre? Was wäre dann besser? Was wäre dann schlechter?

Das Symptom kann ich, um diese »Begleiterscheinung« besser zu verstehen, von der Person trennen. Ich kann es als eigenen Teil symbolisieren und damit noch deutlicher sichtbar machen. Es bekommt damit noch mehr Platz und Gewicht. Ich kann für das Symptom z.B. ein dickes, großes Kissen wählen.

Beispiel:

Max ist viel zu schwer für seine elf Jahre. Seine Eltern üben den Perspektivenwechsel. Der Vater geht in die Rolle von Max und nimmt als Symbol für sein Übergewicht ein großes, dickes Kissen vor seinen Bauch. Jetzt können wir den Vater stellvertretend für Max fragen: »Was ist gut da hinter dem Kissen?« Er antwortet: »Ich bin gut geschützt, niemand kann mir zu nahe kommen, es fühlt sich sehr sicher an.« Viele Eltern sind überrascht, wie deutlich sie den Gewinn des Übergewichtes hinter dem Kissen spüren können. Die ganze Familie kann sich positive Aspekte für das große Gewicht ausdenken. Kreativ, witzig, immer wertschätzend, der Fantasie sind da keine Grenzen gesetzt. Es geht nicht um richtig oder falsch, sondern um neue Blickwinkel.

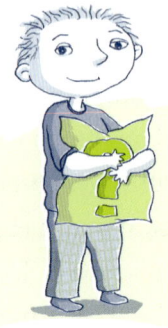

In der Familie kann das spielerisch auch mit anderen Symptomen ausprobiert werden: die Kopfschmerzen der Mutter, die Rückenprobleme des Vaters, die Vergesslichkeit der Schwester bei den Hausaufgaben. Das schafft eine gute Verbindung. Alle haben ein Symptom, denn die weise innere Instanz achtet gut auf alle. Die Symptome werden symbolisiert. Ideen sind da gefragt, purzeln oft erstaunlich schnell heraus, wie z.B. spitze Nadeln als Bild für die Kopfschmerzen der Mutter.

Unangenehme Gefühle nützen

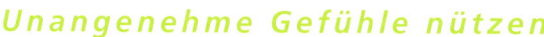

Angenehme Gefühle zeigen, dass unsere Bedürfnisse im Moment erfüllt sind. Freude, innere Ruhe, Zufriedenheit ... zeigen an, dass es uns gut geht.

Unangenehme Gefühle führen uns zu unseren unerfüllten Bedürfnissen. Sie sind gute Führer. Beim Aperitif haben wir die individuellen Wünsche vom Vater, der Mutter und dem Kind als Wegweiser genutzt, um die jeweiligen Bedürfnisse der Einzelnen herauszufinden (siehe Seite 20). Jetzt nutzen wir die unangenehmen Gefühle in vergleichbarer Weise.

Wichtig dabei ist: Wir erforschen dieses unangenehme Gefühl liebevoll und achtsam. Wir sagen nicht: »Das steckt dahinter, so ist es!«, sondern: »So könnte es vielleicht sein!« Dieses »Vielleicht« schafft den Raum, um in der Neugier, im Forschen und in der Leichtigkeit zu bleiben. Wir sind uns dabei bewusst, dass wir uns im Bereich von Ahnungen bewegen. Ahnungen sind wertvoll, wir gehen respektvoll mit ihnen um, d.h. wir bewerten sie nicht.

Sich von den eigenen unangenehmen Gefühlen zu den eigenen Bedürfnissen begleiten zu lassen, braucht ein wenig Übung. Als Mutter oder Vater eines dicken Kindes kann ich das Üben damit beginnen, meine eigenen unangenehmen Gefühle im Zusammenhang mit dem Übergewicht meines Kindes zu erforschen. Häufig gibt es Gefühle von Schuld, Scham oder Ärger. Es tauchen innere Sätze auf wie:

Koche ich falsch? – Habe ich zu wenig Zeit für mein Kind? – Bin ich eine schlechte Mutter, ein schlechter Vater? – Was denken die anderen von mir? – Kann sich das Kind nicht endlich einmal beherrschen! Solche Grübelsätze führen erst einmal nicht weiter, sondern meistens im Kreis herum. Die Folge davon: Neue, oft noch schwerere Gefühle entstehen. Ein Teufelskreis beginnt. In der Regel führt dieser Prozess zur Selbstabwertung oder zur Abwertung des Kindes.

Hauptspeise: Satt werden an Leib und Seele

Sagen Sie zu solchen Grübelsätzen »Stopp!«. Begrenzen Sie solche unsinnigen Sätze, die sich nachts anschleichen oder in Alltagssituationen, in denen nicht der Raum für eine genauere Auseinandersetzung besteht.

Nehmen Sie sich dafür aber immer wieder einmal bewusst Zeit, sich von diesen Gefühlen zu Ihren persönlichen Bedürfnissen führen zu lassen. Das könnte beispielsweise wie folgt aussehen.

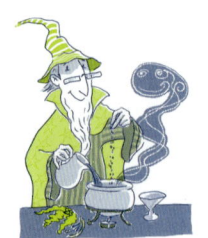

Neugier und Forschungsdrang auf der Suche nach den Bedürfnissen

Wie wird es also leichter? Wir sammeln im ersten Schritt zunächst die Bedürfnisse, die sich hinter den Gefühlen zeigen. Es geht noch nicht darum, wie diese Bedürfnisse erfüllt werden könnten.

Beispiele:

Martin, der Vater von Max, schämt sich, wenn er seinen dicken Sohn mit den schlanken Nachbarskindern beim Spielen sieht. Er traut sich im Elternkurs, näher in dieses unangenehme Gefühl hineinzuspüren. Neid auf andere Väter mit durchtrainierten, sportlichen Kindern steigt hoch. Dann taucht heftiger Ärger auf. Schon bald folgt ein Gefühl von Aussichtslosigkeit. »Ich kann daran ja doch nichts ändern!«, lautet sein innerer Satz. Während er immer genauer in das Gefühl des Ärgers und der Resignation hineinspürt, nimmt er eine noch tiefere Wut in sich wahr, und aus dieser Wut heraus taucht plötzlich sein darunter liegendes Bedürfnis auf: Er möchte unbeschwert und entspannt leben können.

Die Frage, ob es denn eine Zeit in seinem Leben gegeben habe, in der sein Bedürfnis nach unbeschwertem Genuss erfüllt worden sei, verneint

Martin. Er ist mutig, er traut sich auch, den damit verbundenen Schmerz und seine Sehnsucht nach mehr Leichtigkeit zu spüren.

Ilonas Mutter Anna schämt sich sehr, wenn sie ihr dickes Kind im Schwimmbad sieht. Auch sie ist bereit, genauer wahrzunehmen, auf welches eigene Bedürfnis sie ihre Scham hinweist. Wenn sie genauer in diese Scham hineinspürt, nimmt sie wahr, dass in ihr etwas schwer wird. Sie traut sich, diese Schwere genauer zu erfühlen, und sie kann erkennen, dass eine Last auf Schultern und Brust liegt. Die Last fühlt sich an wie ein schwerer Klumpen Blei. Der Bleiklumpen ist ein gutes Bild, um damit weiterzuarbeiten. Fragen können helfen, den inneren Prozess bei der Mutter weiter zu vertiefen.

Wer hat dir denn diesen schweren Klumpen auf die Brust gelegt? Spontane Antwort: »Meine Mutter.« Seit wann trägst du ihn denn für deine Mutter? »Seit ich fünf bin.« Welches Bedürfnis soll sich denn dadurch erfüllen? »Anerkennung und Wertschätzung durch meine Mutter.« Und hat es sich erfüllt? »Nein.«

Sebastians Mutter Maria traut sich auch an ihre Scham heran. Sie spürt ihre Verunsicherung. »Was denken die anderen von mir? Ich koche doch gut, bei uns gibt es kein Fastfood.« Ein quälendes Schuldgefühl wird spürbar. Darunter taucht ein Ohnmachtsgefühl auf. Sie spürt ihr Bedürfnis nach Anerkennung und plötzlich nimmt sie wahr: Ich weiß gar nicht, wer ich bin und was ich will. Ein Bedürfnis, sich selbst kennenzulernen, entsteht.

Die Großeltern von Sebastian, Marias Eltern, hatten sich getrennt, als Maria noch klein war. Sie wurde früh zur engen Vertrauten der Mutter. Als Kind sagte sie unbewusst: »Schau, ich bin jetzt da, du bist nicht allein; ich ersetze dir den Papa.« Das Kind Maria funktionierte, es hatte keine Zeit, sich selbst mit seinen Besonderheiten zu entdecken.

Sie nimmt jetzt ihre kindliche Trauer darüber wahr, wie schwer dieser

Job war, den Papa zu ersetzen, aber auch ihre Lust und ihre Neugier, sich endlich selbst zu entdecken.

Bei jedem der drei Beispiele sind die eigenen Bedürfnisse zum Vorschein gekommen. Das Symptom »Übergewicht« des eigenen Kindes hat die Eltern auf die Spur zu ihren persönlichen Bedürfnissen geführt. Manchmal fragen Eltern an dieser Stelle, ob es denn angemessen sei, sich um ihr eigenes Bedürfnis zu kümmern. Schließlich geht es doch darum, dass das Kind abnimmt, oder? Daher noch einmal der Hinweis: Das Symptom Übergewicht des Kindes weist nicht selten auf etwas hin, das nicht allein mit dem Kind zu tun hat. Und ist es nicht überhaupt wichtig, mit den eigenen Bedürfnissen in Kontakt zu kommen, die man im Alltag nur zu leicht aus den Augen verliert?

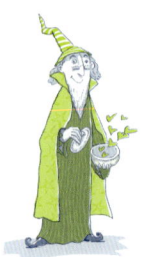

Geduld ist wichtig

Wir brauchen keine schnellen Lösungen. Das Wichtige ist der innere Forschungsprozess. Wenn das ursprüngliche, das unerfüllte Bedürfnis gefunden ist, entsteht eine tiefe Ruhe im Körper. Er nickt uns zu und signalisiert damit: Ja, das ist es. Darum musst du dich jetzt kümmern.

> Lösungen dürfen dauern.
> Langsamkeit unterstützt Genauigkeit.

Der innere Hunger will nicht irgendetwas, er will genau die richtige Kost. Die ist manchmal gar nicht so leicht zu finden. Woran liegt das? Schon kleine Kinder lernen: Es gibt erlaubte Bedürfnisse und es gibt Bedürfnisse, die die Eltern abwehren, verbieten. Da wir auf das Wohl der Eltern angewiesen sind, lernen wir schnell, einen Teil unserer Bedürfnisse zu verdrängen, zu verschieben oder zu verheimlichen. Das ursprüngliche und verdrängte Bedürfnis muss daher erst wiedergefunden werden. Entspannung signalisiert: Es ist gefunden. Solange aber eine Anspannung im psychischen oder physischen Bereich bleibt, geht der Forschungsprozess weiter. Der Körper hilft uns mit seinen eindeutigen Rückmeldungen.

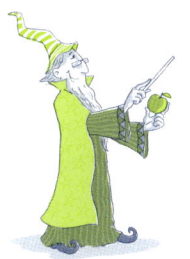

Mit Kreativität die Selbstverantwortung für die Erfüllung des Bedürfnisses übernehmen

Das Bedürfnis, unbeschwert zu genießen: Max' Vater Martin könnte sich z.B. gedanklich einen Film über sein aktuelles Leben anschauen. Wie sieht sein Alltag aus? Wie sieht seine Freizeit aus? Ist sein Leben nur Pflicht? Wie lustvoll ist sein Leben? Welche Momente genießt er besonders? Wo fehlt ihm unbeschwerter Genuss? Was kann er tun, um zu mehr unbeschwertem Genuss zu kommen? Was muss er dafür genau tun? Was muss sich verändern? Muss er sich dafür besser von seiner Frau, seinen Kindern abgrenzen? Will er an seinem Arbeitsplatz etwas verändern? Braucht er mehr freie Zeit? Was ist der erste Schritt zur Leichtigkeit? Muss er vielleicht andere um etwas bitten?

Wenn er in diesen inneren Prozess gegangen ist, kann er sich entscheiden, was für ihn der erste Schritt ist. Eine Bergtour, die er mit seinem besten Freund unternimmt, taucht als eine erste Idee auf. So verwandelt er das Übergewicht von Max in eine Leichtigkeit für sich. Martin erfüllt sich seinen Wunsch danach, unbeschwert zu genießen, und ist damit ein Vorbild für seinen Sohn.

Das Bedürfnis nach Anerkennung nachstillen: Wie kann sich Ilonas Mutter Anna das nun von ihr erkannte Bedürfnis nach Anerkennung erfüllen? Kann ein nicht erfülltes Bedürfnis aus der Kindheit nachgestellt werden? Wie geht das? Wie bekomme ich Anerkennung als erwachsene Frau von meiner Mutter? Die ändert sich doch nicht mehr oder sie lebt nicht mehr.

Ja, es ist möglich, dieses frühe, ungenährte Bedürfnis nachzustillen. Wir haben immer die Möglichkeit, uns unserem inneren Kind in uns zuzuwenden.

Die erwachsene Anna kann sich heute ganz genau vorstellen, was sie damals als Fünfjährige gebraucht hätte. Was hätte die Fünfjährige dann hören, sehen, fühlen können? Sie hätte vielleicht hören können, wie ihre Mutter sie beim Hausaufgabenmachen gelobt hätte, ihr gesagt hätte, was ihr besonders gut gelungen ist. Vielleicht hätte sie auch sehen können, wie sie ihr liebevoll die Hand auf die Schulter gelegt hätte. Sie kann sich mit solchen inneren Bildern selbst gleichsam »nachfüttern«, so lange, bis sich dieses Bedürfnis gesättigt anfühlt. Eine weitere Möglichkeit besteht darin, sich ihrem inneren hungrigen Kind selbst zuzuwenden. Anna kann mit der kleinen Anna sprechen. Sie kann der Kleinen in sich selbst zeigen, dass sie sie mag, anerkennt und ihr Wesen respektiert. Sie kann lernen, zu erkennen, wenn die kleine Anna der erwachsenen Anna ihren Hunger zeigt – in der Arbeit, in der Familie … Die kleine Anna ist immer dann mit dabei, wenn sich die erwachsene Anna besonders intensiv Anerkennung und Wertschätzung wünscht.

Und noch ein Schritt ist möglich. Den schweren Bleiklumpen, den die erwachsene Anna als Bild für den Druck auf der Brust gefunden hat, kann sie auch heute noch ihrer Mutter zurückgeben. Sie kann die Augen schließen und sich in ihrer Vorstellung einen Film ansehen, in dem sie sich sieht, wie sie der Mutter den Klumpen zurückgibt mit den Worten: »Mama, es ist deiner. Ich gebe ihn dir zurück. Ich trage ihn nicht mehr.« Die Mutter kann ihn

in ihrer Vorstellung nehmen, und wenn das nicht möglich ist, dann kann Anna ihn vor ihrem geistigen Auge vor die Mutter legen und sich umdrehen und weggehen.

Auch Anna ist sehr berührt davon, wie sie das unangenehme Gefühl im Hinblick auf das Übergewicht ihrer Tochter Ilona für sich selbst nützen kann.

Sich selbst kennenlernen – »Ich bin ein unverwechselbares Wesen«: Kinder stabilisieren das Familiensystem aus eigenem, naturhaftem Interesse heraus. Denn nur ein stabiles System sichert das Leben. Wenn etwas fehlt, ergänzen Kinder es. Wenn z.B. ein Elternteil deutlich schwächer ist als der andere, d.h. seine eigenen Bedürfnisse nicht vertreten kann, dann gleichen Kinder das aus. Kinder erahnen dann alle Bedürfnisse dieses Elternteils und versuchen sie zu erfüllen.

Auf diese Weise werden diese Kinder kompetent, sie entwickeln neue Stärken und Fähigkeiten. Sie nehmen dann aber keinen Kinderplatz mehr ein, sondern einen Erwachsenenplatz. Die Entwicklung ihres eigenen Wesens stellen sie zurück. Sie werden oft gelobt und bestärkt für diesen Einsatz im System. Sie sind wie die Feuerwehr im Familiensystem und bieten Rettungseinsätze an. Eine Rolle, die dann manchmal fürs ganze Leben an ihnen klebt – wären da nicht die wunderbaren Symptome, die zur Weiterentwicklung drängen.

Sebastians Mutter Maria freut sich nun sehr darauf, sich Zeit zu nehmen für ihre eigene Entwicklung. Sie will sich damit auseinandersetzen, wer sie selbst eigentlich ist. Sie will nicht weiter wie »hypnotisiert« auf das Gewicht von Sebastian blicken. Es soll nicht so einen schweren Platz in ihrem Leben bekommen. Auch sie hat begonnen, die Kraft des Symptoms Übergewicht für sich zu nutzen.

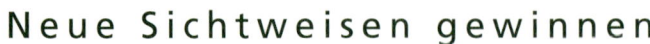

Neue Sichtweisen gewinnen

In unserer Kultur haben wir seit dem Zeitalter der Aufklärung gelernt, in dem sehr begrenzten Raum von Ursache und Wirkung zu denken: hier die Ursache, da die Wirkung. Das mag für relativ einfache Vorgänge noch stimmen (z.B.: Ich schalte mein Handy ein – Ursache – und dann kann ich telefonieren – Wirkung). Bei komplexeren Vorgängen dagegen verzerrt ein solches kausales Denken die Wirklichkeit und damit auch unsere Möglichkeiten der Gestaltung und Veränderung.

Überprüfen Sie die folgenden Aussagen: »Wenn Eltern für ihre Kinder nicht altersentsprechend und vollwertig kochen, dann werden ihre Kinder übergewichtig.« – »Kinder, die Kummer haben, werden dick und bekommen Kummerspeck.« Beide Aussagen können in Einzelfällen stimmen, können aber genauso gut komplett falsch sein. Das kausale Denken hilft hier also nicht weiter, es verkürzt die Handlungsmöglichkeiten.

Wir können die Möglichkeiten erweitern, indem wir Hypothesen darüber sammeln, was alles möglich sein *könnte*. Damit machen wir es bereits weiter und leichter und weniger gewichtig. Wir spielen mit Möglichkeiten. Auch hier sind verrückte Möglichkeiten herzlich willkommen.

Beziehungen in Familiensystemen sind hochkomplexe Vorgänge. Trauen Sie sich, die übliche Denkspur zu verlassen und sich in unbekanntes Terrain vorzuwagen. Es lohnt sich in jedem Fall. Sie stoßen auf wahre Schatzkisten, die (innere) Nahrung wird bunter, vielfältiger und lebensfroher.

In der neuen Denkspur geht es um einen liebevollen, aufmerksamen und mutigen Forschungsprozess. Es braucht dafür eine innere Entscheidung für ein ergebnisoffenes Denken. Es braucht dafür auch Mut, weil Ihnen Unbekanntes begegnen wird. Wir alle neigen dazu, schnell in alte Denkspuren zurückzukehren, denn das Vertraute fühlt sich sicherer an.

Das alte Denken
Ursache → Wirkung
»Falsche Ernährung führt zu Übergewicht«
Ziel: Das Symptom beseitigen

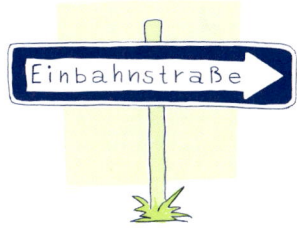

Das neue Denken
Viele Möglichkeiten ohne Bewertung sammeln
Ziel: Das Symptom näher verstehen, seine Botschaft integrieren

Abenteuer warten. Wir werden Sie in vielen kleinen Schritten auf dieser neuen Spur begleiten. Dabei hilft uns die Speisekarte der Grundbedürfnisse. Um in die Fülle unseres Lebens zu kommen, satt zu sein an Leib und Seele, braucht es die folgenden Grundzutaten in unserer Lebens-Speise:

- Sich liebevoll und ausgewogen ernähren
- Einen guten und sicheren Platz haben
- Begrenzung erleben und selbst gestalten
- Unterstützung erfahren und darum bitten
- Schutz erfahren und gestalten
- Selbstbestimmung verwirklichen und ins Leben bringen

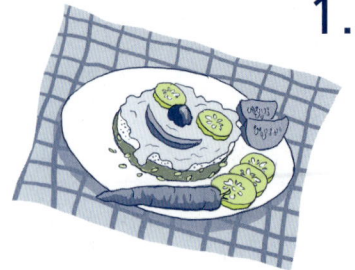

1. Zutat:
Sich liebevoll und ausgewogen ernähren

Essen und Bindung: Unsere ersten Mahlzeiten haben die meisten von uns in einer engen Verbundenheit von Nähe und Geborgenheit erlebt. Der Säugling schmiegt sich an die Mutterbrust und nuckelt oder er saugt mit Hingabe an der Flasche seine Milch.

Es folgt dann der langsame Übergang an den Familientisch. Er bildet den Beginn für eine lebenslange und persönliche Essgeschichte. Geschmacksvorlieben, Leibspeisen und der Umgang mit dem Essen wird in den ersten Jahren geformt.

Neben dem physiologischen Sattwerden ist Essen mit sozialer Interaktion verwoben. Gemeinsam frühstücken oder die Essenseinladung bei Freunden, der Leichenschmaus nach der Beerdigung oder das Geschäftsessen vor einem Vertragsabschluss – es geht nicht alleine darum, den Hunger zu stillen.

Der Säugling erfüllt sich beim Nuckeln an der Brust der Mutter weitere Bedürfnisse. Babys werden zur Beruhigung mit dem Wunsch nach Nähe zum Stillen angelegt. Anfangs ist in der Regel die Mutter die Bezugsperson für das Essen. In der Beikostphase erlebt das Kind weitere Bezugspersonen. Es beobachtet, wie Eltern, Großeltern, Geschwister essen, und nimmt die Stimmung dabei auf. Es lernt die jeweiligen Vorlieben kennen und wächst Schritt für Schritt in die Esskultur seiner Gesellschaft hinein.

Essen und Lebensqualität: Was, wie, wann, wo, warum und wie viel wir essen und welche Zeiträume wir unserer Nahrungsaufnahme einräumen, das prägt unsere Lebensqualität. Wir kennen alle das wohlige Gefühl nach einem ausgewogenen und in guter Gesellschaft genossenen Essen. Heute ist es schon fast wieder ein Luxus, ausreichend Zeit zum Mittagessen zu haben oder zu Hause ein selbst zubereitetes Essen ohne Handyklingeln genießen zu können. Dazu kommt: Essen ist Esskultur. Traditionelle Speisen prägen von klein auf unsere Esskultur. Gerne erinnern wir uns an den Duft von Speisen, die wir aus unserer Kindheit kennen. Der Pfannkuchen mit den selbstgesammelten Blaubeeren weckt frühe sinnliche Erinnerungen. Die Esskultur wird in der Regel von regionalen und saisonalen Lebensmitteln geprägt.

Essen und Sinnlichkeit: Ein weiterer, fast selbstverständlicher Aspekt beim Essen ist die Schulung der Sinne, die Freude an vielfältigen Geschmacksrichtungen, an der Abwechslung. Bei der Vorspeise sind Sie bereits eingeladen worden, eine Geschmackssammlung anzulegen. Das Essen bietet uns und unseren Kindern eine wunderbare Form, dies alltäglich zu tun. Sie können immer wieder aufs Neue die Geschmackssammlung erweitern und je nach körperlicher und seelischer Verfassung sortieren. Die Karotten selbst zu schneiden, den Duft dabei zu erleben, die eigene Sinnlichkeit zu entfalten, das stellt schon einen kleinen Schutz gegen Depressionen dar.

Essen als Basis unserer Gesundheit

Es gelten drei Basisregeln:

- Reichlich pflanzliche Lebensmittel
- Mäßig tierische Lebensmittel
- Sparsam fettreiche Lebensmittel

Diese Regeln zusammengefasst bedeutet Vollwert-Ernährung. Sie besteht aus einer überwiegend pflanzlichen Ernährungsweise. Hauptsächlich werden Gemüse, Obst, Vollkornprodukte, Kartoffeln, Hülsenfrüchte sowie Milch und Milchprodukte verwendet. Daneben können auch geringe Mengen an Fleisch, Fisch und Eiern verzehrt werden. Die Hälfte der Nahrungsmenge soll aus unerhitzter Frischkost bestehen.

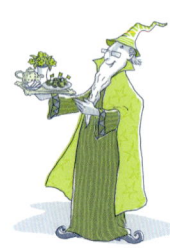

Man nehme: Üppig Getreide, Getreideprodukte und Kartoffeln

Getreide, Getreideprodukte und Kartoffeln sind die wichtigsten Grundnahrungsmittel. Sie haben einen ausgeprägten Eigengeschmack, wie z.B. Vollkornbrot. Julia ist seit vier Monaten im KinderLeicht-Kurs und berichtet: »Vor dem KinderLeicht-Kurs habe ich oft Toastbrot gegessen. Jetzt esse ich Vollkornbrot. Am Anfang hat es mir überhaupt nicht geschmeckt. Meine Mama hat dann verschiedene Sorten eingekauft. Jetzt habe ich ein Vollkornbrot gefunden, das mir schmeckt. Irgendwie schmeckt das Brot zufriedener.« Tatsächlich, am Anfang ist der Geschmack von Vollkornbrot für den Gaumen sicherlich befremdlich. Doch auch ein Weißbrotgaumen kann nach und nach für den vollen Geschmack von Vollkornbrot sensibilisiert und wie verzaubert werden.

Neben dem Geschmackserlebnis liefert das volle Korn einen hohen Anteil an komplexen Kohlehydraten, vor allem in Form von Stärke und Ballaststoffen. Dazu kommt der hohe Sättigungswert. Besonders wertvoll sind die Vollkornprodukte deshalb, weil sich in den Randschichten des Getreidekorns sowie im Keimling Vitamine, Mineralstoffe, wertvolle ungesättigte Fettsäuren und Ballaststoffe finden. Besonders die Ballaststoffe sorgen durch den hohen Kauaufwand und damit auch eine längere Kaudauer für eine langsamere Nahrungsaufnahme und damit höhere Sättigung.

> **Vollkornprodukte zu essen** erfordert Aktivität und Präsenz und sie ernähren uns ausgewogen. Unsere innere Nährstoffwaage ist in Balance. Die seelischen und geistigen Kräfte auch.

Bereits mit einer Vollkornsemmel wird ein Viertel des Tagesbedarfes eines Kindes an den Mineralien Calcium, Magnesium und Phosphor gedeckt.

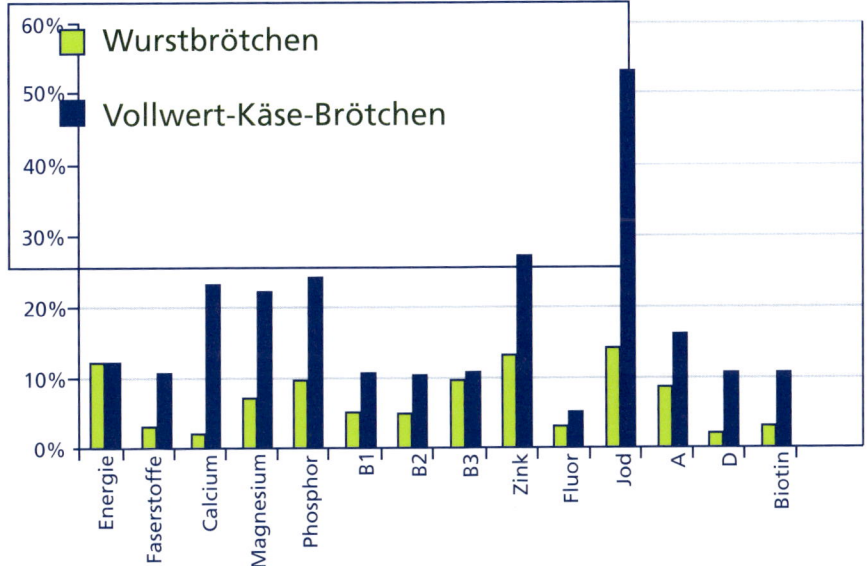

Vollkornprodukte versorgen den Körper mit lebensnotwendigen Nährstoffen

Die folgende Grafik verdeutlicht verschiedene Sättigungszustände. Kurve 1 zeigt die Veränderung des Sättigungszustandes nach einer ballaststoffarmen Mahlzeit, z.B. zwei Toastbrote mit Marmelade. Vom Völlegefühl bis zum Heißhunger- bzw. Gierzustand vergehen gerade mal 80 Minuten. Hilfe! Heißhunger! Jetzt heißt es schnell etwas Süßes oder Fettes verschlingen! In einem Heißhungerzustand schwindet die Entscheidungsfähigkeit. Der Körper signalisiert: Ich brauche schnell etwas, damit der Blutzucker wieder steigt. Er sorgt für das Überleben, für den Notausgleich.

Mit ballaststoffreichen Lebensmitteln bleiben wir in der Wahlfreiheit. Die Kurve 2 mit der ballaststoffreichen Mahlzeit, z.B. ein Vollkornbrot mit Schinken, lässt uns drei bis vier Stunden Zeit, um in den Appetit und Hungerzustand zu kommen. Auf was habe ich Appetit? Drei Stunden nach der letzten Mahlzeit ist das eine wunderbare Frage. Appetit ist der beste Koch, so sagt ein altes Sprichwort.

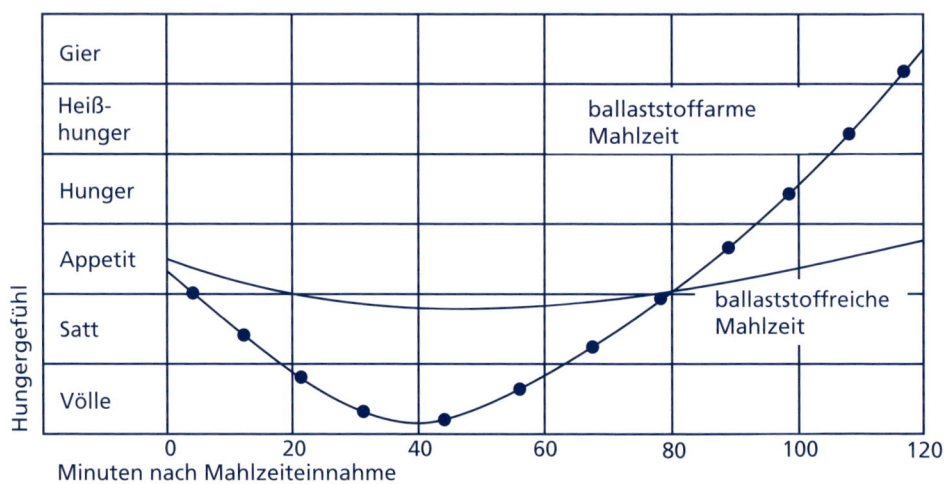

Je ballaststoffärmer die Nahrung, desto schneller steigt das Hungergefühl

1. Zutat: Sich liebevoll und ausgewogen ernähren

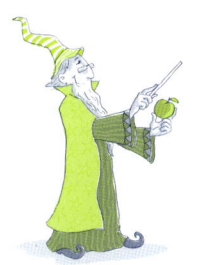

Man nehme: Reichlich Obst, Gemüse und Hülsenfrüchte

Die pflanzlichen Lebensmittel sollten einen großen Platz beim täglichen Essen einnehmen. Sie bereichern farblich und in der Genussvielfalt unsere Teller. Saisonal und regional bietet der Markt rund ums Jahr eine große Auswahl an. Kosten Sie von der Vielfalt. Neben den wertvollen Nährstoffen wie Vitaminen, Mineral- und Ballaststoffen liefern sie uns außerdem die sogenannten sekundären Pflanzenstoffe, die wegen ihrer gesundheitsfördernden Wirkung seit Jahren im Blickpunkt der Forschung stehen.

Nicht nur im Einsatz gegen Krebs zeigen sich diese Stoffe aus den Pflanzen gesundheitsförderlich, sie wehren auch Bakterien, Viren und Pilze ab, stärken das Abwehrsystem, senken den Blutdruck und verhindern Blutgerinnsel.

Um in den Genuss dieser Wirkung zu kommen, sollten wir heimische Produkte bevorzugen. Obst und Gemüsesorten sind kalorienarm. Und wenn mal kein frisches Gemüse zu Hause ist, bietet Tiefkühlgemüse eine Alternative.

Kleines Experiment: Essen Sie drei Äpfel und zwei Bananen als eine Mahlzeit. Vom Energiegehalt entspricht diese Mahlzeit zwei Schokoriegeln. Vom Volumen her werden Sie die Obstmahlzeit kaum schaffen, während die Schokoriegel problemlos im Magen Platz haben. Wenn wir in den Kinder-Leicht-Kursen auf diese Weise experimentieren, dann sagen die Kinder: »Das ist doch prima. Eine mögliche Lösung: einen Apfel und eine Banane zum Sattwerden und ein Stückchen Schokolade für die Lust.« Eine zauberhafte Entscheidung.

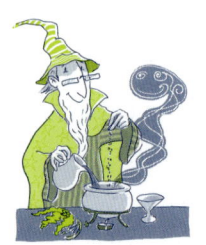

Man nehme: Mäßig Milch und Milchprodukte

Täglich und mäßig sollten wir uns aus dem Angebot an Milch, Joghurt, Quark und Käse bedienen. Sie sind die wichtigsten Kalziumlieferanten und damit unentbehrlich für das Wachstum unserer Kinder. Täglich eine bis zwei Portionen Milch oder Milchprodukte reichen aus. Es eignen sich Vollmilchprodukte und Käse bis maximal 45 Prozent Fett in der Trockenmasse. Sahne, Crème fraîche und Butter sollten nur sparsam verwendet werden. Die sogenannten »Kinderprodukte« wie milchhaltige Shakes, Milchschnitten, Riegel und Fruchtjoghurts haben in der Regel einen hohen Zucker- und Fettanteil und sind wie Süßigkeiten zu sehen. Ein Fruchtjoghurt kann bis zu acht Stück Würfelzucker enthalten. Dieser hohe Zuckeranteil verhindert auch eine Geschmacksbildung. Es trainiert den Gaumen auf Süß. Ein Naturjoghurt mit frischen, kleingeschnittenen oder pürierten Früchten vermengt schmeckt super und die Kinder haben Freude dran, es selber zuzubereiten. Einfach und gut.

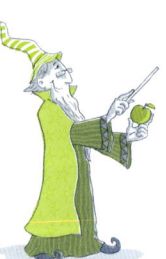

Man nehme: Ab und zu Fleisch, Wurst und Eier

Diese Produkte enthalten hochwertiges Eiweiß und sind zudem Lieferanten für gut verwertbares Eisen, Zink und B-Vitamine. Der übermäßige Verzehr von Fleisch, Fleischprodukten und Eiern versorgt uns mit unerwünschten Stoffen wie Cholesterin, Purinen und den »versteckten Fetten«. Derzeit liegt in Deutschland der durchschnittliche Verzehr von Fleisch/Fleischerzeugnissen und Wurstwaren bei Männern bei 721 g pro Woche und bei Frauen bei 350 g pro Woche. Die Empfehlung der

Deutschen Gesellschaft für Ernährung liegt bei 450 g pro Woche. Statt Fleisch schmecken auch Kartoffel- und Gemüseaufläufe, Getreidebratlinge und andere vegetarische Gerichte. Übrigens trägt die Landwirtschaft in der Viehhaltung und der Verzehr von Fleisch mehr zur Klimaerwärmung bei als alle Transportwege der Welt zusammengenommen! Der Treibhauseffekt wird maßgeblich durch Methangas befördert, das durch tierische Verdauungsprozesse (besonders bei Rindern) entsteht.

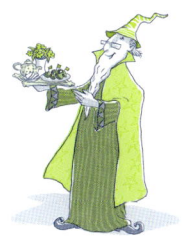

Man nehme: Einmal die Woche Seefisch

Fisch ist wegen seines leicht verdaulichen Eiweißes, des hohen Anteils an mehrfach ungesättigten Fettsäuren und als Jod- und Selenlieferant wichtig für unsere Gesundheit. Eine Seefischmahlzeit pro Woche (möglichst in frischer Form) verbessert die Jodversorgung.

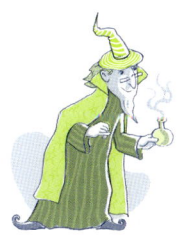

Man nehme: Pflanzliche Fette

Walnussöl, Öl von gerösteten Sesamsamen oder kalt gepresstes Kürbiskernöl – welche Köstlichkeiten. Alle verfügen über einen intensiven Eigengeschmack. Bei Fett denken die meisten: Ach, das muss ich weglassen, um schlank zu werden. Gute pflanzliche Speiseöle und -fette sind Geschmacksträger und versorgen uns mit essenziellen Fettsäuren. Der Beitrag zur Vitamin-E-Zufuhr liegt bei etwa dreißig Prozent.

Je intensiver der Geschmack, umso weniger verwenden wir. Wenn wir zu einem Teller Kürbissuppe nur einen Esslöffel Kürbisöl geben, ist es ein

Genuss. Wird zu viel dazugegeben, ist der Geschmack des Kürbisöls zu intensiv und nicht mehr wohlschmeckend. Tierische Lebensmittel dagegen enthalten gesättigte Fettsäuren und bergen ein gesundheitliches Risiko.

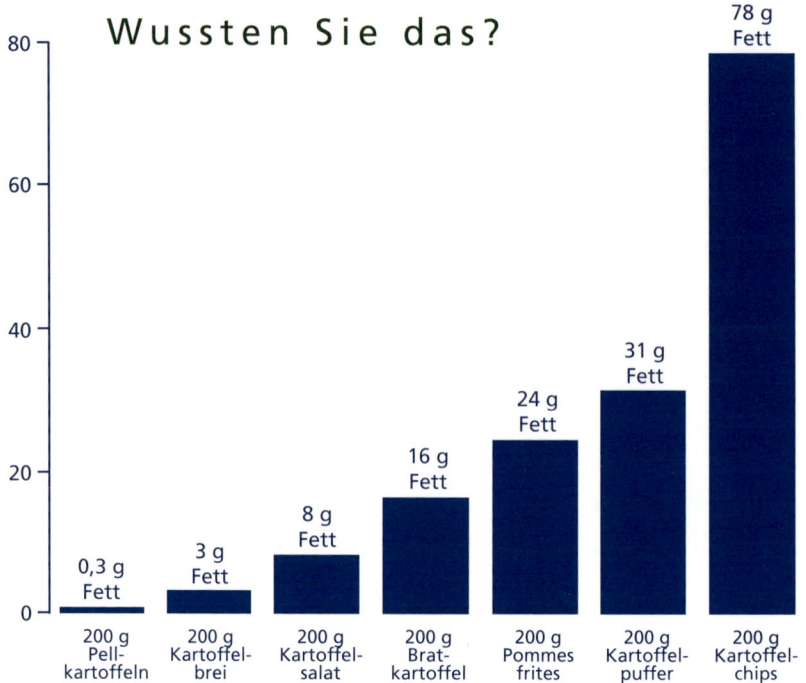

Fettgehalt von Kartoffeln in verschiedenen Zubereitungsarten

Die Kartoffel enthält in ihrer ursprünglichen Form fast kein Fett, ist also ein fettfreies Lebensmittel. Je stärker es verarbeitet wird, umso mehr Fett wird mitverarbeitet, und somit wird aus der fettfreien Kartoffel ein Produkt mit einem hohen Anteil an »versteckten Fetten«. Hinzu kommt, dass der Ursprungsgeschmack der Kartoffel in einem Kartoffelpuffer nicht mehr zu schmecken ist. Mit dem Verarbeitungsgrad der Lebensmittel steigt der Fettgehalt und die Geschmacksverfälschung nimmt damit zu.

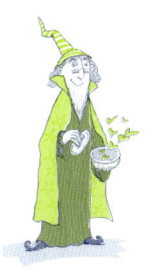

Man nehme: Süßes

Für viele Menschen besteht eine natürliche Vorliebe für die Geschmacksrichtung »süß«. (Evolutionär gesehen ist das ganz logisch: Sauer kann unreif bedeuten, bitter kann giftig sein. Süßer Geschmack bedeutete in früheren Zeiten stets Nahrungsmittel, die reif und/oder ungefährlich waren und einen hohen Energieanteil hatten.) Vom Zucker und industriell hergestellten Produkten geht eine unwiderstehliche Wirkung aus. Heute können wir jederzeit und häufig sehr billig eine Vielzahl von Lebensmitteln und Getränken erwerben, die fast ausschließlich Zucker enthalten. Die Geschmacksvorliebe »süß« lässt sich leicht und schnell befriedigen.

Physiologisch gesehen benötigt unser Körper keinen Zucker. Es geht bei Süßem meist vielmehr um den Genuss der beruhigenden Süße angesichts von Stress, sozialer Aggression und mentaler Erschöpfung. Kurz gesagt: Es geht darum, dass wir uns für einen Moment in einen Glückszustand versetzen. Süße Naturprodukte wie Obst nähren den Süßgenuss und liefern dabei wichtige Vitalstoffe. Zum Süßen eignet sich frisches und süßes Obst, Honig, Agavendicksaft, Dicksäfte und für Backwaren Rohrohrzucker.

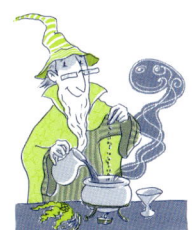

Man nehme: Durstlöscher

Wasser ist das wichtigste Nahrungsmittel. Ohne Nahrung kann der Mensch zwei bis vier Wochen überleben – ohne Wasser vielleicht zwei bis vier Tage. Der Körper eines Kindes weist im Vergleich zu dem eines Erwachsenen einen höheren Wasseranteil auf. Früchte- und Kräutertees und hin und wieder Fruchtsaftschorle bereichern die Getränkeauswahl. Gesüßte Getränke wie

Limonade, Cola, Eistee enthalten viel Zucker und sind zudem keine Durstlöscher.

Milch wird häufig als Getränk genossen, ist aber ein Lebensmittel mit relativ viel Energie. Empfehlenswert ist, bei jeder Mahlzeit ein Getränk zu reichen. Gute Durstlöscher liefern keine oder nur wenig Energie.

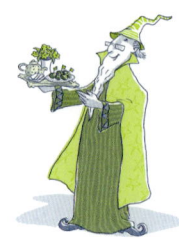

Man nehme: Gewürze und Kräuter

Zur Geschmacksverfeinerung von Speisen bieten sich frische Kräuter und Gewürze an, z.B. Petersilie, Schnittlauch, Basilikum, Rosmarin, Pfeffer, Paprika. Sie haben verschiedene gesundheitsförderliche Wirkungen auf den Magen-Darm-Trakt, sie regen die Speichelbildung an und unterstützen den Verdauungsprozess.

Und jetzt »stöbern« Sie! Wir möchten Sie einladen, in Ihrem Kühlschrank, Ihrer Vorratskammer und Ihrer Süßigkeitenschublade gründlich zu stöbern. Nicht nach Kalorien, sondern mit einem neuen Blick auf Lebensmittel. Was passt zu meiner jetzigen Lebensepoche und zum Alter meines übergewichtigen Kindes? Erinnern Sie sich, welches gute Gefühl das Stöbern in Kleiderschränken, im Keller oder Speicher hervorruft und wie lange es nachwirkt.

Wenn wir etwas aussortieren, entsteht Platz für Neues.

2. Zutat:
Einen guten und sicheren Platz im Leben haben

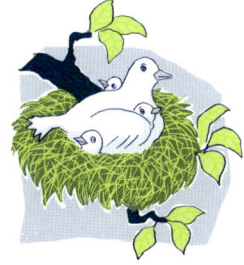

Aufgrund unserer Erfahrungen in den Seminaren mit Eltern übergewichtiger Kinder haben wir uns entschieden, der Zutat »Einen guten Platz im Leben haben« einen großen und gewichtigen Platz in diesem Buch einzuräumen. Viele Eltern meldeten uns zurück, dass gerade dieses Thema ihre eigene Sichtweise auf das Übergewicht sehr verändert hat.

Die Zubereitung dieses Themas fordert Sie heraus, sich auf neue Gedanken und Fragen einzulassen. Es ist nicht ganz einfach. Wenn man sich auf neue Fragen einlässt, ist es wie bei einem neuen Rezept: Man weiß vorher nicht genau, wie es zubereitet wird und wie es schmeckt. Lassen Sie sich auf den neuen Menüvorschlag ein?

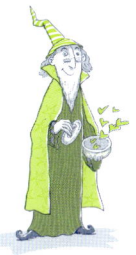

Jeder Mensch hat einen Platz

Was heißt denn »einen Platz haben«? Wir kommen auf die Welt und suchen nach unserem eigenen Platz. Wir sind Erst-, Zweit-, Dritt-, … Geborene. Ältestes Kind, jüngstes Kind oder irgendwo in der Mitte. Es gibt also Plätze, die durch die Reihenfolge bestimmt sind.

- Wir haben einen Platz als Mädchen oder als Junge in der Familie.
- Wir haben einen Eltern-, Großeltern- oder Kinderplatz.
- Wir haben einen Partner- oder auch Geschwisterplatz.
- Unser erster Platz im Leben ist der Platz in der Triade.

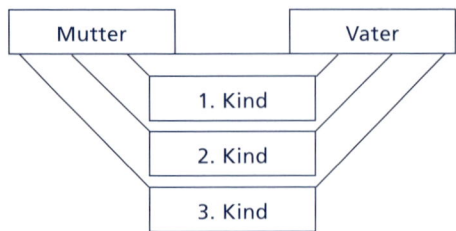

Als Triade (Dreiheit) wird das Verhältnis von Eltern und Kind bzw. Kindern bezeichnet. Mutter und Vater bilden eine Dyade, eine Zweiheit; Mutter und Kind und Vater und Kind bilden ebenfalls eine Dyade. Alle zusammen bewegen sich in einer Triade, die vielfältige ursprüngliche Erfahrungen ermöglicht, die prägend wirken.

Hier erlebe ich als Kind, ob meine Gefühle respektiert und wertgeschätzt oder ob sie ignoriert oder abgewertet werden. Hier erlebe ich als Kind, wie bestimmte Wahrnehmungen interpretiert werden. Es kann z.B. die Mutter traurig oder wütend machen, wenn dem Kind das Essen nicht schmeckt, weil sie sich in ihren fürsorglich gemeinten Bemühungen, das Kind zu versorgen, abgelehnt fühlt. Oder sie kann das Nein auch als ganz eigene, momentane Äußerung des Kindes anerkennen.

Das Kind nimmt wahr, welche der unterschiedlichen Wahrnehmungen zu Konflikten führen und welche Lösungen dann gefunden werden bzw. an welchen Stellen keine Lösungen möglich sind.

Hier erlebt das Kind, ob es anders denken, fühlen oder handeln darf, ob es etwas ganz Eigenes sein darf. Hier entsteht die innere Erlaubnis, ein ganz eigener Mensch zu werden, mit eigenen Bedürfnissen, eigenen Wünschen und Vorlieben, eigenem Geschmack und eigenen Vorstellungen zur Lebensgestaltung.

Die Bindungen in der Triade gelten auch dann, wenn ein Elternteil nicht in der Familie lebt oder nicht bekannt ist. Sie wirken sogar dann, wenn der Elternteil sich nicht zur Familie bekennt. Dennoch gehört dieser Elternteil dazu. Er wirkt auch dann innerhalb dieser Dreiheit. Es entsteht so etwas wie ein gefühlter leerer Platz. Das Kind entwickelt Fantasien zu diesem leeren Platz. Es füllt ihn bewusst und unbewusst. Damit bezieht es sich über seine inneren Vorstellungen auf die für seine Entwicklung wichtige Bezugsperson.

Die Herausforderung in der Triade: Die Triade stellt eine ständige Entwicklungsaufgabe dar. Das Kind erlebt und erfährt sich in Beziehung. Es baut sein »Selbst« und sein Selbstwertgefühl rund um die Wahrnehmungen und Botschaften innerhalb der Triade auf. Einen heftigen Anstoß erhält die Selbstentwicklung des Kindes, aber auch der Eltern, wenn ein zweites Kind geboren wird. Man kann von einer »Verstörung« des Familiensystems sprechen.

Jede Verstörung bietet prinzipiell eine gute Möglichkeit, das Selbst weiterzuentwickeln. Eine »Unordnung«, ein »Chaos« ist entstanden. Eine deutliche innere Spannung entsteht, die nach Auflösung drängt. Die Plätze im Familiensystem müssen gleichsam neu gefunden werden. Wenn also ein zweites Kind geboren wird, rutscht das erste Kind häufig näher an den Vater heran, denn das Neugeborene bekommt natürlicherweise erst einmal den Platz ganz nah bei der Mutter, die es viele Monate getragen und genährt hat. Ihre Stimme, ihr Herzschlag und ihre Bewegungen sind dem Neugeborenen schon sehr vertraut. Unwillkürlich vergrößert sich dadurch der Abstand zwischen Mutter und Vater auf der Paarebene, jedoch nicht auf der Elternebene. Sie sind jetzt noch stärker in ihrer Elternrolle gefordert. Eine neue Platzordnung beginnt sich zu bilden und zu festigen.

Für die Kinder ist wichtig, dass sich die Eltern nach der Umbruchsphase dafür einsetzen, dass sie auch ihre Plätze auf der Paarebene wieder einnehmen und die Elternplätze davon unterscheiden.

Plätze gibt es in jedem Beziehungssystem: Was für die Familie gilt, gilt für jedes Beziehungssystem, in dem wir uns bewegen. Jeder Mensch nimmt, sobald er sich in einer Gemeinschaft und damit in einem System befindet (z.B. Familie, Schule, Arbeit, Verein), einen eigenen Platz ein.

In der Regel übertragen wir die Erfahrungen aus der Familientriade auf alle kommenden Systeme. Wenn ich mich als Kind im Familiensystem zurückgesetzt fühlte, erlebe ich das in anderen Systemen wieder.

Wo ist mein Platz?

Wir laden Sie zu einem kleinen Experiment ein. Wunderbar, denn dabei gibt es kein richtig und kein falsch, »Rezeptänderungen« sind erlaubt. Probieren Sie aus:

Jedes Familienmitglied sucht sich im Raum einen Platz. Alle schlendern durch den Raum und irgendwann spürt jeder: Hier könnte mein Platz sein. Jetzt können Sie stehen bleiben, sich umschauen, wie fühlt sich dieser Platz gerade an? Passt es schon oder wollen Sie es noch einmal verändern? (Schmecken Sie ab!)

Wer seinen Platz gefunden hat, kommt für einen Moment zur Ruhe und spürt nach, wie sich dieser Platz anfühlt. Jedes Familienmitglied kann sich selbst fragen: Ist der Platz gut für mich? Oder wo könnte ich denn noch stehen?

Sie können dieses Experiment auch mit Gegenständen aus dem Haushalt (etwa Gläser, Salz- und Pfefferstreuer, Eierbecher) durchführen. Jedes Familienmitglied ordnet sich selbst und den anderen einen Gegenstand zu und stellt sein Bild von der Familie auf. Wichtig: Es wird nicht kommentiert, alle Möglichkeiten werden mit Freude und Neugier empfangen.

Und natürlich können Sie das gleiche Experiment auf Ihren Arbeitsplatz anwenden oder auf den Platz des Kindes in der Schule. Forschen setzt Energie frei.

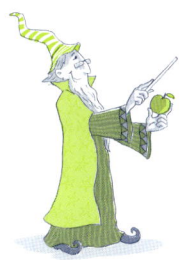

Platzwechsel durch Veränderungen in der Familie

Wenn jemand in der Familie oder in jedem anderen System hinzukommt oder weggeht, verändert sich der Platz und somit auch der »Geschmack« auf dem eigenen Platz und für jedes Familienmitglied.

Zieht z.B. die erwachsene Tochter aus oder verlässt ein Elternteil die Familie oder stirbt ein Familienmitglied, entsteht eine »Verstörung«. Es beginnt dann eine Zeit, in der alle ihre Plätze neu finden müssen. Genauso ist es, wenn jemand dazukommt: ein neuer Lebenspartner, ein neugeborenes Kind – immer dann gibt es Platzwechsel. Platzwechsel bedeuten Veränderung. Veränderung bedeutet Stress, Anspannung, Angst, Lust und Freude.

> Wir müssen nach jeder Veränderung unseren Platz neu finden oder verändern, wenn er nicht passt. Auf der psychischen Ebene kann durch einen Platzwechsel Hunger entstehen oder eine gute Sättigung.

Beispiel: Geburt des zweiten Kindes

Bei der Geburt des zweiten Kindes kann beim erstgeborenen Kind ein Hunger nach der vertrauten Nähe zur Mutter entstehen, bei den Eltern entsteht oft Hunger nach dem Partner, der Partnerin. Das System ist verstört. Die vertraute Ordnung muss einer neuen weichen. Das löst Unsicherheit aus. Heftige Gefühle folgen: Enttäuschung, Neid, Trauer, Wut … Die Platzsuche beginnt von Neuem!

Es braucht neue Lösungen im Sinne von Neuordnungen. Kreativität ist gefragt, neue Rezepte entstehen, werden ausprobiert, verändert und etablieren sich.

Lösung 1: Das erste Kind rutscht nah an den Vater, sein Hunger wird auf neue Weise, aber ausreichend gesättigt, wenn der Vater es willkommen heißt. Die Eltern nehmen nach einigen Monaten wahr, dass sie auf der Paarebene hungrig sind und organisieren sich z.B. einen Babysitter, um sich wieder als Paar zu erleben. Kinderthemen sind an den »Paar-Abenden« tabu – gar nicht so leicht!

Lösung 2: Wenn der Vater oder die Mutter nicht »greifbar« sind – aus welchen Gründen auch immer –, ist der eigene Platz für das erste Kind plötzlich nicht mehr gut zu spüren. Wo gehöre ich jetzt hin? Es macht sich auf die Suche. Wenn Großeltern oder andere Verwandte oder Freunde der Familie in der Nähe sind, beginnt das Kind vielleicht dort, einen neuen guten Platz für sich zu spüren. Das Kind nimmt vielleicht vermehrt Kontakt zum Opa auf, der bisher eine eher geringe Rolle im Leben des Kindes gespielt hat.

Lösung 3: Wenn die Mutter oder der Vater sich mit nun zwei Kindern überfordert fühlt oder es Sorgen in der Familie gibt, dann findet das erste Kind seinen Platz vielleicht als guter Unterstützer, als »Helfer«. Es ist ein be-

sonderer Platz entstanden, der beschrieben werden kann als ein »Braver Junge«-Platz oder »Tüchtiges Mädchen«-Platz. Auf diese Weise erhält das Kind an seinem neuen Platz Zuwendung und Anerkennung. Es kann seinen Platz nun wieder spüren, es weiß, wo es hingehört. Es kann deutlich spüren, dass dies ein bedeutender, machtvoller, fast erwachsener Platz ist. Gleichzeitig werden die eigenen kindlichen Bedürfnisse zurückgesteckt. Hunger entsteht. Diesen Hunger über Nahrung zu stillen ist eine von vielen Möglichkeiten. Es geschieht völlig unbewusst.

Lösung 4: Das Kind wird in irgendeiner Weise schwierig. Vielleicht ist es ständig krank, oder es entwickelt sich zum Störenfried, zum kleinen Tyrannen. Es bekommt auf diese Weise einen besonderen Platz. In jedem Fall einen Platz mit viel Aufmerksamkeit. Alle sind gezwungen, diesen Platz zu beachten. Für kurze Zeit darf das sein: Der Hunger des Kindes wird so sehr deutlich. Es schreit auf diese Weise wie ein Säugling, das Kind will gehört und verstanden werden. Langfristig braucht es andere Lösungen, die wieder mehr Freude und Lust ins Familienleben bringen.

- Welche Platzveränderungen hat es bisher in Ihrer Familie gegeben?
- Wer hat welche Lösungen in Ihrer Familie gefunden?

Grundsätzlich gilt: Immer, wenn irgendeine Veränderung im Familiensystem geschieht, entsteht die Frage: Wo gehöre ich hin, wo ist mein Platz? Das Bedürfnis nach einem sicheren Platz meldet sich.

Hauptspeise: Satt werden an Leib und Seele

Wie können Eltern gute Platzordnungen gestalten?

Martina: Martina ist das jüngste von drei Kindern. Ihr zweitältester Bruder ist behindert und in seiner Entwicklung verzögert. Mit drei Jahren hat sie ihn in der Entwicklung überholt. Sie kennt sich jetzt nicht mehr richtig aus. Vom Alter ist sie die Jüngste, von ihrer Entwicklung her ist es aber so, als wäre sie die Zweitälteste. Ihr Platz ist nicht mehr eindeutig. Ist sie jetzt die Zweite oder die Dritte? Ihr Bedürfnis nach einem sicheren und eindeutigen Platz ist nicht mehr erfüllt.

Welche Zutat braucht es jetzt? Die Aufgabe der Eltern ist es, Martina deutlich zu signalisieren: Du bist unser drittes Kind. Sie bekommt beim Essen entweder als Erste, weil sie die Jüngste ist und die Jüngsten manchmal noch nicht so lange warten können wie die Großen, oder als Dritte. Mutter und Vater sprechen sie oft in der wertschätzenden Haltung von »Martina, unser jüngstes oder drittes Kind« an. Die rituelle Betonung des dritten Platzes schafft eine neue Sicherheit.

Noah: Sabrina, das erste Kind der Familie, war ein Frühchen und starb im Alter von zwei Monaten. Zwei Jahre später kam Noah auf die Welt. Noah ist der Zweitgeborene der Familie. Damit Noah seinen zweiten Platz im System gut spüren kann, ist es wichtig, dass die Eltern der verstorbenen Sabrina den ersten Platz im System geben. Sonst kennt sich Noah nicht aus. Er weiß dann nicht, wo er hingehört. Noah hört von den Eltern die Botschaft: »Du bist unser Zweiter!« Dafür ist es wichtig, dass sich die Eltern mit ihrer Trauer über den Verlust ihres erstgeborenen Kindes auseinandergesetzt haben, sie gemeinsam bewältigt haben. Dann haben beide Kinder einen guten Platz im Familiensystem.

Claudia: Claudias Eltern haben sich getrennt, als Claudia gerade geboren war. Peter, Claudias leiblicher Vater, hat sich ganz abgewandt. Claudia kennt Peter nicht. Ihre Mutter hat sich wieder verliebt – in Julian, der bald einzieht. Julian benimmt sich Claudia gegenüber wie ein liebevoller, fürsorglicher Papa. Wenn Peter, Claudias leiblicher Vater, nun von ihrer Mutter und Julian keinen Platz im Familiensystem bekommt, merkt Claudia unbewusst nur, hier stimmt etwas nicht. Sie kann dieses Gefühl nicht einordnen, es ist nur unangenehm verwirrend. Ein diffuser Hunger entsteht in ihr, aber sie weiß nicht, worauf sie Hunger hat. Auch wenn der leibliche Vater sich in keiner Weise um das Kind kümmert, braucht er einen Platz im inneren System von Claudia. Karin kann ihrer Tochter von Peter erzählen.

> ### Hilfreiche Platzordnungen
>
> Jeder im System hat gleiches Recht auf Zugehörigkeit. Die Zugehörigkeit wird durch die Geburt festgelegt.
> Innerhalb der Familie hat das ältere Kind Vorrang vor dem jüngeren.
> Zwischen Herkunfts- und Gegenwartsfamilie hat das spätere System Vorrang. Eltern sind grundsätzlich gleichrangig.
> Ausnahme: Wer höheren Einsatz leistet, hat Vorrang vor dem, der sich weniger einsetzt (ein alleinerziehender Elternteil, der die Familie allein versorgt, hat Vorrang vor einem Elternteil, der sich nicht an der Verantwortung beteiligt).
>
> Aus: *Wunder, Lösung und System,* Insa Sparrer

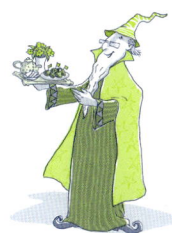

Eine gute, sättigende Platzordnung

So wie verschiedene Lebensmittel aufeinander wirken, sich gegenseitig ergänzen, sich unterstützen, sich aber auch behindern können, so können sich Menschen ergänzen, unterstützen oder in ihrer Entfaltung behindern. Wie leicht oder schwer verdaulich, wie nahrhaft oder voller Hunger unsere Plätze in den verschiedenen Systemen sind, in denen wir uns bewegen, hängt wesentlich von der Ordnung im jeweiligen System ab.

In jedem System gibt es eine eigene Platzordnung: Auf dem Fußballfeld gibt es einen Torwart, Verteidiger, Kapitän, Mittelstürmer … Im Orchester einen Dirigenten mit Podest, eine erste Geige, rechts die Bläser, links die Geigen … Im Parlament gibt es die Regierungsbank, die Vorderbänkler, die Hinterbänkler … In der Schule gibt es Unterstufe, Mittelstufe, Oberstufe.

Das Experiment geht weiter

Probieren Sie wieder aus! Jedes Familienmitglied hat für sich entschieden, wie nah, wie weit entfernt will ich jetzt in diesem Moment von meinem Partner, Partnerin, Vater und Mutter, meinen Geschwistern stehen. Nun darf jeder sich einen kleinen Schritt bewegen oder einfach nur in eine andere Richtung schauen. Dann wird das neue Bild »eingefroren«. Wie ist es jetzt nach dem Platzwechsel? Was ist jetzt anders? Was ist besser, schlechter? Was ist leichter? Was ist schwerer? Zu wem habe ich mehr, zu wem weniger Kontakt? Gibt es Lust, noch einen Schritt zu gehen?

Hier können alle alles ausprobieren. Welches neue System schmeckt jedem am besten? Welche Zutaten braucht es dafür?

Weitere Fragen zur Auswertung:

- Wer hat den Chefplatz? Woran ist der Chefplatz erkennbar?
- Welche Reihenfolge ist unter den Geschwistern entstanden?
- Wie stehen die Eltern zueinander?
- Wie ist die Platzordnung entstanden?

Es gibt schwer und leicht verdauliche Plätze im Familiensystem – das spiegelt sich oft auch am Familienesstisch.

Platzmodelle am Familienesstisch

Die Eltern in Balance: Nils und Marianne sind seit 15 Jahren verheiratet und haben eine 13-jährige Tochter Natalie (T). Am Esstisch kommt es regelmäßig zwischen Mutter (M) und Natalie zu heftigen Auseinandersetzungen. Den Vater (V) nervt dies, aber er erträgt es schweigend und geduldig.

Marianne ärgert, dass Nils sich zu den Auseinandersetzungen nicht äußert, er zieht sich zurück. Wie immer, wenn es schwierig wird, denkt sie. Ihr Mann fehlt ihr als kraftvolles Gegenüber. Natalie nimmt das wahr und unbewusst macht sie über ihre Streitereien mit der Mutter auf diesen Konflikt zwischen den Eltern aufmerksam. Es wird für alle immer unerträglicher. In der ersten Skizze ist der Vater außen vor. In der zweiten sitzt er seiner Frau gegenüber. Natalie sitzt jetzt neben ihrer Mutter.

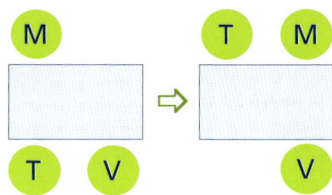

Kinder gehören nicht auf den Partnerplatz: Anna Maria (M) und Philipp (V) sind seit vier Jahren geschieden. Seit dieser Zeit lebt Anna Maria allein mit ihrem neunjährigen übergewichtigen Sohn Lukas (S). Als Philipp noch in der Familie lebte, saß er Anna Maria gegenüber. Lukas saß zwischen ihnen.

Nach der Scheidung nahm Lukas den Platz des Vaters ein. Dieser Platzwechsel verführt Lukas dazu, einen zu gewichtigen Platz im System einzunehmen. Er vertritt den Vater auf seinem Platz. Er wird über diesen Platzwechsel unbewusst zum Partnerersatz für die Mutter. Stimmiger für alle ist es, wenn der »Partnerplatz« frei bleibt.

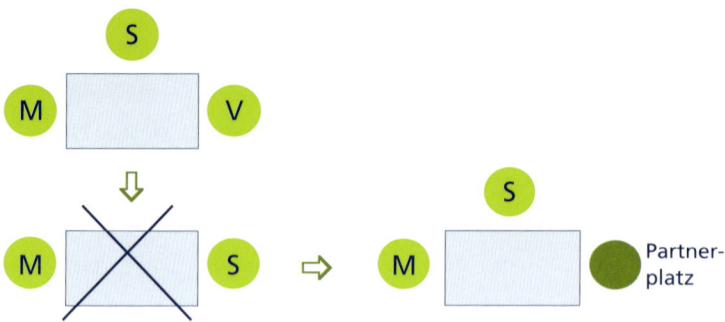

Die Ordnung in einer Patchworkfamilie: Armin (V) ist in zweiter Ehe mit Jutta (M) verheiratet. Sie leben zusammen mit den zwei gemeinsamen Kindern Laura (T), 13 Jahre, Johannes (S Joh.), 9 Jahre, und mit dem Sohn Willi (S W.), 15 Jahre, aus erster Ehe von Armin. Johannes hat Übergewicht und am Tisch rangelt er sich mit seinem Halbbruder Willi.

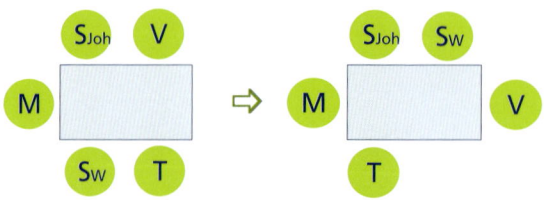

In der ersten Skizze stimmt die Platzordnung überhaupt nicht. Besser: Willi ist der erste Sohn von Armin und sitzt deshalb nah bei ihm. Neben Willi sitzt Johannes. Die Mutter sitzt auf einem Erwachsenenplatz am Tischende wie der Vater, seitlich neben ihr sitzt Laura. Johannes Platz als zweiter Sohn des Vaters und erster Sohn seiner Mutter fordert ihn in seiner Entwicklung heraus. Er muss sich einordnen.

Übergewicht ist manchmal auch eine unbewusste Möglichkeit, sich größer zu machen, als man in Wirklichkeit ist.

Platzwechsel: Familie Z. lebt zusammen mit ihren beiden Töchtern Nena (T1), 22 Jahre alt, und Lisa (T2), 9 Jahre alt. Lisa ist übergewichtig. Eltern und beide Töchter – eine lang eingespielte Platzordnung. Es fällt auf, dass Vater und Mutter weit auseinander sitzen. Wie ist das entstanden? Gab es eine Zeit, in der die Töchter vielleicht viel gestritten haben und die Eltern entschieden, sie so weit wie möglich auseinanderzusetzen? Oder gibt es einen Konflikt zwischen den Eltern? Stimmen die Eltern ihrer weiten Entfernung zu, weil sie sich nicht mehr viel zu sagen haben? Ist die Tischordnung ein Bild für die Paarbeziehung?

Hier gibt es viele Möglichkeiten. Es ist hilfreich zu überlegen, was genau zu dieser Ordnung geführt hat. Im Sinne einer guten Platzordnung rücken die Eltern wieder näher zusammen.

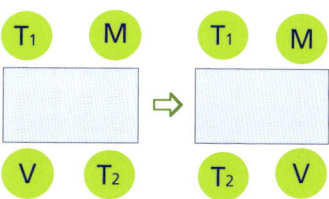

Wenn jemand geht: Durch einen Weggang verändert sich die Situation. Die älteste Tochter ist ausgezogen. Durch die natürliche Ablösung der älteren Tochter ist ein leerer Platz entstanden. Es geht um Ablösung und Abschied. Und es geht um Trauer. In der Kindheit entstandene Gefühle von Verlust und Verlassenwerden können bei allen Familienmitgliedern durch diesen ganz normalen Ablösungsprozess blitzschnell aktiviert werden. Deshalb braucht es eine gute Tischordnung.

Die jüngere Tochter wird aus der Mitte der Eltern herausgenommen, das kann den Schmerz und die Trauer bei allen kurzfristig sogar verstärken. Die Veränderung wird damit noch gesteigert! Macht nichts: Veränderungen sind ein Teil des Lebens. Also: Herzlich willkommen. Eine neue Ordnung entsteht. Sie weist den Eltern bewusst Elternplätze und der jüngeren Tochter einen Kinderplatz zu.

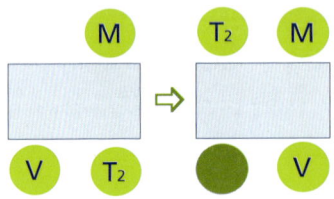

Den Mittelplatz zu verlassen ist für das Kind besonders dann wichtig, wenn die Eltern ungelöste Konflikte miteinander haben. In diesem Falle gehen nämlich insbesondere beim Essen die Konflikte der Eltern mitten durch das Kind. Das Kind nimmt die Not, den Ärger, den Kummer von Vater und Mutter wahr und versucht unbewusst einen Ausgleich zu schaffen: Manchmal über viel Gewicht. Denn das »Dicke« in der Familie könnte die Eltern ja vielleicht wieder verbinden, wenn sie sich gemeinsam anstrengen, es wieder loszuwerden.

Der Platz gegenüber der jüngeren Tochter ist leer, sie erhält dadurch einen kräftigen Entwicklungsanstoß. Die Selbstentwicklungskräfte werden in guter Weise angeregt. Alle Familienmitglieder können den leeren Platz mit einbeziehen, indem sie liebevoll an die ältere Tochter denken und ihr in Gedanken Glück und Erfolg in ihrem neuen Umfeld wünschen. Der Gewinn für die jüngere Tochter: Sie bekommt damit die innere Erlaubnis, sich in einigen Jahren auf ihren ganz eigenen Weg zu machen.

Wenn jemand kommt: Oma zieht ein. Vor einem Jahr ist der Opa gestorben, die Oma kommt zwar noch einigermaßen allein zurecht, aber sie ist froh über das Angebot ihrer Tochter und ihres Schwiegersohnes, zu ihnen zu ziehen. Wo soll sie sitzen?

Der Vater erhält den Platz am Tischende und sitzt somit nahe bei seiner Frau. Die Oma (GM) bekommt den Platz neben ihrer Tochter. Der Platz für die ältere Tochter bleibt frei, wenn sie zu Besuch kommt. Positiv dabei ist, dass die Oma gedanklich den verstorbenen Opa (GV) neben sich setzen kann, und die jüngere Tochter ist durch den freien Platz der älteren Schwester von der Trauer der Oma gut abgegrenzt.

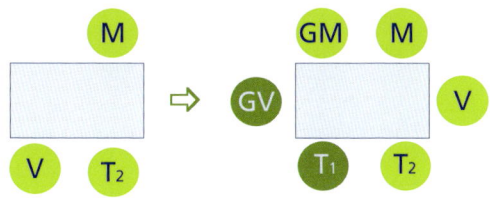

Regeln zur guten Tischplatzordnung

- Eine gute Platzordnung schafft Sicherheit und damit eine gute Bedingung, um das Essen in innerer Ruhe zu genießen.
- Es gibt Erwachsenen- und Kinderplätze, so wie es auch Erwachsenen- und Kinderportionen gibt.
- Kinder gehören nicht auf die Chefplätze. Sie haben in der Familie keine Führungsaufgaben. Sie sind daher auf diesen Plätzen überfordert.
- Die Eltern bestimmen die Platzordnung am Tisch. Kinder bekommen ihren Platz zugewiesen.
- Wenn die Tischplatzordnung stimmt, dann werden Plätze nur verändert, wenn jemand das Familiensystem verlässt oder dazukommt.
- Plätze werden reserviert, nur in besonderen Situationen gibt es Ausnahmen.
- Quadratische und runde Tische haben keine klar unterschiedenen Positionen. Jeder Platz wirkt gleich. Sie eignen sich für Familien, bei denen die Eltern ihre Führungsaufgaben ihren Kindern gegenüber gut spürbar wahrnehmen.

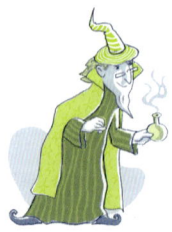

Jeder Platz hat seine Geschichte

Wer die Vergangenheit nicht kennt, kann die Gegenwart nicht verändern.

Zur Einstimmung: Jakob ist zwölf Jahre alt und übergewichtig. Auf dem Elternseminar stellt die Mutter, die selbst übergewichtig ist, ihre aktuelle Familie auf. Sie sucht einen Platz für sich als Mutter, ihren Mann und ihre zwei Kinder. Es fällt sofort auf, dass bis auf den Vater alle in eine Richtung schauen.

Sie schauen auf irgendetwas, das außerhalb der Familie liegt. Auf die Frage, wo denn alle hinschauen, weiß die Mutter zunächst keine Antwort. Sie fängt daraufhin an, sich genauer mit ihrer Herkunftsfamilie auseinanderzusetzen. Dabei taucht die Erinnerung daran auf, dass der Vater der Mutter, also Jakobs Großvater, im Krieg seinen kleinen Bruder verloren hatte. Der starb an einer Infektion im Alter von sechs Jahren. Niemand konnte ihm helfen. Jakobs Opa war damals 14 Jahre alt und fühlte sich verantwortlich für den Tod des Bruders. Sein innerer Satz lautete: »Ich hätte früher merken müssen, wie krank er war – dann hätte er noch gerettet werden können.« Als Jakobs Mutter beginnt, sich mit dieser Geschichte ihres Vaters auseinanderzusetzen, kann sie wahrnehmen, wie es zunehmend schwerer für sie wird und wie sehr sie mit diesem »geheimen« Schmerz ihres Vaters verbunden ist. Geheim deshalb, weil der Großvater nie darüber gesprochen hatte.

In einer zweiten Aufstellung bekommen alle Familienmitglieder der aktuellen Familie und der Herkunftsfamilie der Mutter einen Platz, auch der früh verstorbene kleine Bruder des Großvaters.

Der zwölfjährige Jakob reagiert, ohne etwas über diese Geschichte zu wissen, mit heftigem Weinen, als der Bruder des Opas dazugestellt wird. In einem kleinen Ritual verabschieden sich alle von dem verstorbenen Jungen. Dabei fällt schweres Gewicht von der Familie ab. Freude taucht auf. Deutlich ist zu spüren, dass da noch einer aus dem Familiensystem einen Platz gebraucht hatte. Das Übergewicht von Jakob hat letztendlich dazu geführt, dass der verstorbene Junge seinen Platz einnehmen konnte.

Wir wissen mehr, als wir wissen

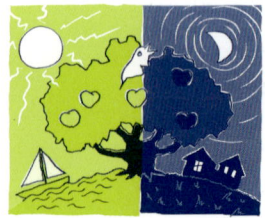

Jeder Mensch kennt die Erfahrung, dass wir viele gute Entscheidungen wie aus dem Bauch heraus treffen können oder dass wir ahnen, wenn etwas nicht gut für uns ist. Wir können die Bauchentscheidungen und die Ahnungen meist nicht logisch oder vernünftig begründen und dennoch wissen wir: Sie stimmen so.

Die gute, weise innere Instanz: Tief in uns tragen wir vor unserem Tagesbewusstsein verborgen so etwas wie eine gute, weise innere Instanz. Sie schenkt uns dieses besondere Wissen. Oft sprechen wir in diesem Zusammenhang auch von unserer Intuition. Aber was bedeutet das genau?

Vielleicht können wir uns diese weise innere Instanz vorstellen wie eine Speicherplatte auf dem PC. Auf dieser Festplatte ist unendlich viel Wissen zu unserem Wohl gespeichert, aber zugleich auch vor uns verborgen. Wir haben darauf keinen direkten Zugriff. Es sind alle unsere eigenen Erfahrungen darauf gespeichert, die schweren und die leichten Erfahrungen der Generationen vor uns und auch lebenserhaltendes Wissen, das über die Jahrhunderte der Menschheitsgeschichte gewachsen ist. All dieses Wissen wirkt wie ein geheimnisvoller Chip in uns und prägt unbewusst unser Leben.

Das Unbewusste, der geheimnisvolle Chip: Das unbewusste Wissen und die Erfahrungen auf diesem Chip steuern unser Leben in entscheidender Weise mit. Sie spornen uns an, neue Erfahrungen zu machen, und gleichzeitig begrenzen sie unsere Erfahrungen. Nicht gelöste, verdrängte Konflikte wirken

2. Zutat: Einen guten und sicheren Platz im Leben haben

unbewusst in uns weiter. Das bedeutet: Wir werden, ohne dass wir die Konflikte kennen, wie magisch von ihnen gesteuert. Wir können die schweren Gewichte in diesen versteckten Ordnern nicht einfach löschen.

Die Entschlüsselung der unbewussten Störfelder fordert liebevolle innere Forschungsarbeit. Die Störfelder geben uns Zeichen, z.B. das Symptom Übergewicht bei der Mutter und ihrem Sohn. Und es gibt einen Schlüssel, der gefunden werden kann. In der Geschichte von Jakob wird deutlich: Der Schlüssel liegt in der Geschichte des Großvaters. Als sein früh verstorbener Bruder einen Platz im System bekommt, hat das Symptom seine Funktion verloren.

In unseren Träumen, in den Zeiten vor und nach dem Einschlafen, in tiefen Entspannungsphasen sind wir sehr nah mit unserem »Chip« und seinem tiefen Wissen in Verbindung. Unsere Träume zeigen in den unterschiedlichsten Bildern und Traumstimmungen etwas von den Geschichten, die da in uns arbeiten.

Die Nussschale auf dem Meer: Sigmund Freud hat ein eindrückliches Bild für die Dimension des Unbewussten und seiner magischen Kräfte gefunden. Er beschreibt unser Bewusstsein als Nussschale, die auf dem Meer des Unbewussten schwimmt. Dieses Bild zeigt symbolisch die gewaltige Dimension des Unbewussten und bringt die begrenzte Einflussnahme im Bereich des Bewusstseins zum Ausdruck. Wenn es im Meer gefährliche Strömungen gibt, kann die Nussschale aus sich heraus erst einmal wenig selbst steuern. Wir sind diesen verborgenen Strömungen und Bewegungen ausgesetzt.

Wenn nun auf unserem persönlichen Chip – tief vor uns verborgen – Erlebnisse gespeichert sind, die in unserer Herkunftsfamilie, in den Generationen davor nicht gelöst werden konnten, dann liegt viel Gewicht in unserem Lebensrucksack. Das kann zu verschiedenen Symptomen führen, die nur einen Sinn haben, nämlich darauf hinzuweisen, dass etwas noch nicht gelöst ist und gelöst werden möchte.

> **Unsere weise innere Instanz** spricht zu uns über Symptome, damit wir uns leichter und freier weiterentwickeln können.

Das Symptom spornt uns an. Das Übergewicht weist ja darauf hin, dass etwas in der Person oder im Familiensystem leichter werden will. Es zeigt sich über den Ausdruck von viel Gewicht. Sich auf diese Perspektive einzulassen, ist nicht ganz leicht, weil es von uns verlangt, wie Pfadfinder oder Detektive auf Spurensuche zu gehen und herauszufinden, was da richtig schwer ist.

Der innere Wächter: Es gibt noch einen anderen, sehr vitalen Teil in uns. Wir können ihn den inneren Wächter nennen, der uns vor diesen unangenehmen, schweren, nicht gelösten Themen schützen will. Er will uns vor Gefühlen, wie z.B. Schmerz, Trauer, Wut und Ohnmacht, bewahren.

Es gibt also zwei innere Teile in uns, die in einer Spannung zueinander stehen: Die weise innere Instanz will uns das Schwere zeigen, damit wir es auflösen. Es schickt uns deshalb die Symptome. Der innere Wächter dagegen will uns vor der Begegnung mit diesem Schweren schützen. Er neigt deshalb dazu, das Symptom zu ignorieren, zu bagatellisieren, die Versuche, Gewicht abzunehmen, zu sabotieren.

Die Folge davon ist, dass eine hohe Ambivalenz entsteht. Diese Ambivalenz kostet viel Kraft: Es geht nicht vor und nicht zurück. Zwei gute Kräfte arbeiten gegeneinander. Erst das erleben wir als quälend. Manche übergewichtige Kinder ebenso wie Erwachsene nehmen diese Ambivalenz deutlich wahr: »Ich will einerseits abnehmen, andererseits gebe ich der Versuchung immer wieder nach.« Die beiden inneren Teile ringen miteinander.

Machen Sie sich an dieser Stelle bewusst, dass der Wächter zwar recht damit hat, dass die Konfrontation mit schweren Geschichten nicht immer angenehm ist, dass die Konfrontation aber ein vorübergehender Zustand ist.

> Wenn das, was sich zeigen will, integriert ist, löst sich die Schwere auf.

Mögliche Vorgeschichten zum Übergewicht: Der Blick in die Familiengeschichte

Wir wollen hier auf einige »schwergewichtige« Themen hinweisen, die in unserer Praxis immer wieder im Hintergrund von Übergewicht auftauchen. Bitte erinnern Sie sich an dieser Stelle daran, dass es Möglichkeiten, Hypothesen sind, von denen wir in diesem Zusammenhang sprechen. Einfache kausale Verbindungen (wenn/dann) hindern mehr, als sie öffnen. Pfadfinder wissen, dass es verschiedene Wege zur Schatzkiste gibt, und Detektive gehen immer verschiedenen Spuren nach.

Geschichte zeigt sich in Geschichten: Die Geschichte im letzten Jahrhundert ist gekennzeichnet von zwei Weltkriegen und ihren vielschichtigen Folgen. Aus dieser unseligen Geschichte gibt es Unmengen an schweren Gewichten, die auch Jahrzehnte später noch nicht aufgelöst sind. In der Regel wirken gerade *die* Geschichten, über die nicht gesprochen wurde, sehr schwergewichtig. Viele im und nach dem Krieg schwer traumatisierte Menschen haben ihre schrecklichen Erlebnisse, um überhaupt überleben zu können, abgespalten. Die nächsten Generationen tragen diese »schwergewichtigen Erlebnisse« unbewusst auf ihrem Chip. Das Gespeicherte steuert sie auf geheimnisvolle Weise.

Folgende »Geschichten« tauchen bei dem Thema Übergewicht im Zusammenhang mit Kriegsfolgen immer wieder auf:

- Fluchterlebnisse von Eltern, Großeltern
- Verlust von Familienangehörigen
- Kriegserlebnisse mit Todesängsten, Folter
- Heimatverlust
- Sexueller Missbrauch
- Geschichten, in denen es um Schuld (Mord, Verrat …) geht, Täter in der Familie

Wichtig: Solche Traumatisierungen können sich natürlich auch über ganz andere Symptome als durch Übergewicht zeigen, z.B. über Angststörungen, Depressionen oder Süchte, um nur einige zu nennen, die bei Erwachsenen auftreten. Bei Kindern können sich diese Themen auch über Symptome wie Ängstlichkeit, Mutlosigkeit, Verhaltensauffälligkeiten u.a. äußern.

Welches Symptom die weise innere Instanz auswählt, um Hinweise zu geben, hängt von sehr unterschiedlichen Faktoren ab. Auch hier ist es gut, eine Vielfalt von Perspektiven zuzulassen und sich nicht auf eine einzige zu fixieren.

Wir beobachten immer wieder, dass das Essen in Familien mit schweren Gewichten im Lebensrucksack oft auch als eine gute Familienerfahrung erlebt wird. Beim Essen konnte eine angenehme Form der Gemeinsamkeit erlebt werden, man aß viel, um von dieser guten Erfahrung mehr zu bekommen. In diesem Sinne kann das Übergewicht ein Ausdruck der Sehnsucht nach unbeschwerten Zeiten sein.

Ein Genogramm gestalten: Über die Gestaltung eines Genogrammes kann man sich den Geschichten der Herkunftsfamilien achtsam und neugierig annähern und dabei leichte und schwere Geschichten aus der Familiengeschichte lebendig werden lassen. Über wen weiß ich was? Was weiß ich nicht? Was haben die Eltern, ihre Geschwister, die Großeltern, deren Geschwister erlebt? Vielleicht gibt es ja auch noch Wissen über die Urgroßeltern. Wo sind sie geboren? Wo sind sie gestorben? Welche Geschichten haben ihr Leben geprägt?

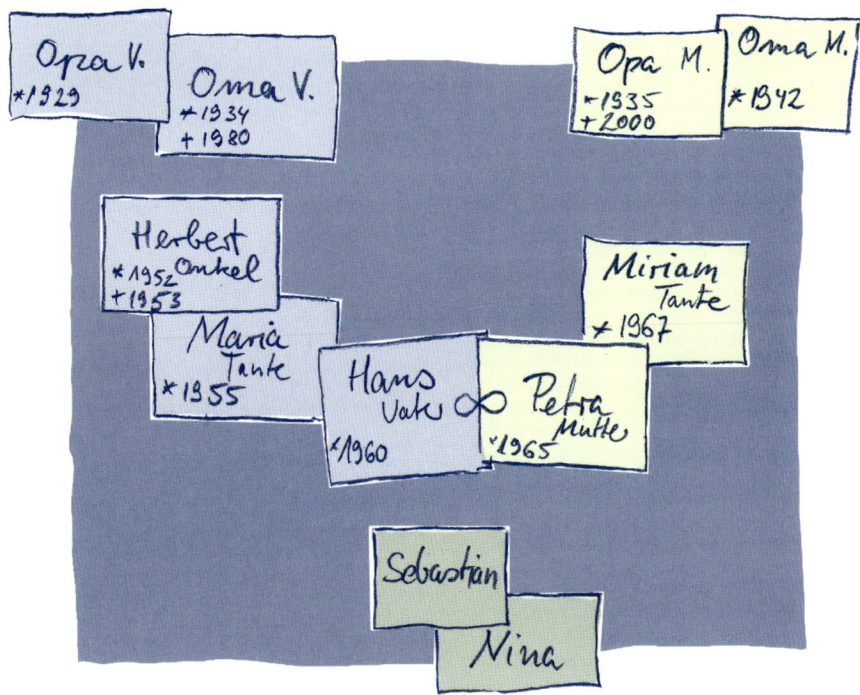

Wir haben hier eine sehr einfache Möglichkeit gewählt, nämlich den Clan, die Sippschaft, den Stamm wie in einem Detektivspiel zu erforschen. Es braucht dazu nur Stifte und Kärtchen. In die unterste Reihe kommt die jüngste Generation, also die Kinder. Nina ist die Jüngste, ihre Karte liegt deshalb ganz unten. So wird auch die Rangfolge der Geschwister auf einen Blick deutlich. Dann kommen die Eltern und deren Geschwister. Dann die Großeltern, und manchmal gibt es auch noch Wissen über die Urgroßeltern, die dann natürlich auch noch dazugelegt werden. Die Fülle im Familiensystem wird auf diese Weise sichtbar.

Auf die Karten kommen jeweils die Vornamen der Familienmitglieder sowie Geburtsjahr und Todesjahr. Wichtig ist, dass auch verstorbene oder totgeborene Kinder, auch Fehlgeburten über eine Karte ihren Platz bekommen.

Die väterliche Seite wird links gelegt, die mütterliche rechts. Grundsätzlich wird über jede Person mit Respekt gesprochen. Wenn Eltern oder Großeltern ein zweites oder drittes Mal verheiratet waren, so wird das System um diese Personen ergänzt. Sie gehören dazu.

Dann kann man damit beginnen, die Geschichten der Familienmitglieder zu erforschen, sie sich zu erzählen. Auch Anekdoten sind hier willkommen. Es werden zuerst die Stärken der Einzelnen benannt und gesammelt. Wenn Sie wollen, können Sie jeder Person drei Eigenschaften zuordnen, und Sie werden staunen, wie die Eigenschaften sich im System wiederholen. Sie können für die Stärken Symbole zu den Namen legen oder dazuzeichnen, es darf ruhig bunt werden.

Sie können sich vorstellen, dass jedes Familienmitglied einen eigenen Lebensrucksack trägt. In diesem Lebensrucksack stecken kleine Symbole für das, was diese Person besonders auszeichnet, was wesentlich zu ihr gehört. Auf spielerische Weise finden wir wie von selbst diese Symbole. Kinder sind hier wahre Meister. Außerdem können in die verschiedenen Rucksäcke noch

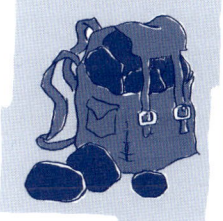 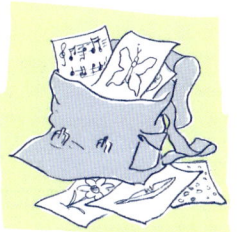

weitere Symbole für die Lebensgeschichten, die das Leben der einzelnen geprägt haben, gepackt werden.

Auf diese Weise wird gut sichtbar, wer eher schwere Rucksäcke schleppt und wer eher leichtere Rucksäcke trägt. Sie können auf den Karten das Gewicht der Rucksäcke symbolisch über kleine, mittlere oder schwere Steine symbolisieren.

Beispiel:
Petra erzählt ihren Kindern, dass ihre Mutter als ganz kleines Mädchen die Flucht aus dem Osten erlebt hat. Sie hat sie oft als sehr traurig wahrgenommen. Und Hans kann erzählen, dass sein älterer Bruder schon im Alter von einem Jahr gestorben ist, ganz plötzlich, und dass seine Mutter nie über ihn hat sprechen können, ohne zu weinen. Und dass sein Vater dann auch ganz hilflos war.

In den Rucksack der Mutter kommt symbolisch vielleicht ein kleiner Leiterwagen, in den des Vaters ein liebevoll eingewickeltes Kind. Diese Symbole zu finden und zu gestalten stellt bereits einen guten Schritt zur sinnvollen Distanzierung und damit zur Ablösung von diesen schweren Geschichten dar.

Im nächsten Forschungsschritt können Mutter und Vater, Sebastian und die übergewichtige Nina den Blick über das auf dem Tisch ausgebreitete Familiensystem schweifen lassen. Dann kann jeder für sich wahrnehmen, wo der Blick gleichsam »hängenbleibt«. Löst dieses Hängenbleiben eher Freude aus oder tauchen andere Gefühle wie Wut, Trauer oder eine plötzliche Schwere auf? Sie können sich darüber austauschen oder es für sich behalten. Wenn der Blick Sie oder ein anderes Familienmitglied eher erschreckt oder andere heftige Gefühle auslöst, dann ist es wie ein Hinweis darauf, dass es eine schwere, unbewusste Verbindung gibt. Wir nennen so etwas eine Verstrickung. Eine Verstrickung zeigt: Wir sind nicht frei, die Lebensfreude und die Selbstentwicklung wird von dieser Verbindung eher blockiert.

Hier ist es sicher gut, sich Unterstützung bei erfahrenen professionellen BeraterInnen zu holen.

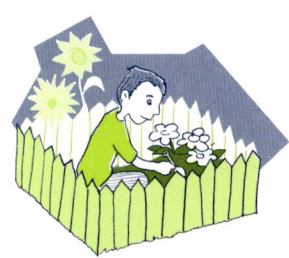

3. Zutat: Abgrenzung aktiv gestalten – Begrenzung erfahren

»Das Mädchen brachte den Topf seiner Mutter, und nun brauchten sie nicht mehr in Armut zu leben und Hunger zu leiden und aßen süßen Brei, so oft sie wollten. Einige Zeit später war das Mädchen ausgegangen. Da sprach die Mutter: ›Töpfchen koch!‹ Da kocht es, und sie isst sich satt. Nun will sie, dass das Töpfchen wieder aufhören soll, aber sie weiß das Wort nicht. Also kocht es fort, und der Brei steigt über den Rand hinaus und kocht immerzu …«

(aus Grimms Märchen: Der süße Brei)

Die Kraft des Neinsagens

Die Mutter im Märchen weiß das Wort nicht, das den Topf zum Stillstand bringt. Im Märchen wäre es »Töpfchen steh!« gewesen. Im Alltag braucht es ebenso klare Begriffe, die den Überfluss eindämmen. Noch davor braucht es einen klaren, erkennenden Blick auf das Überfließende, Überbordende, Übergriffige, Übergewichtige. Nur wenn es erkannt wird, kann es auch eingedämmt werden.

Es geht also um Abgrenzung und Begrenzung. Die Abgrenzung ist immer auf ein Gegenüber bezogen: Die eigenen Wünsche und Bedürfnisse werden von denen eines anderen oder mehrerer anderer unterschieden. Hier muss Verantwortung für das eigene Bedürfnis übernommen, nach außen vertreten und je nach Situation auch gegen jemand anderen durchgesetzt werden. Konflikte gilt es hier zu bestehen.

Bei der Begrenzung geht es um die Frage: Was tut mir gut und was tut mir nicht gut? An Kontakten, an Nahrung, an Freizeitgestaltung ... Was entspricht mir und was nicht? Wo ist es gut, eine Grenze zu ziehen?

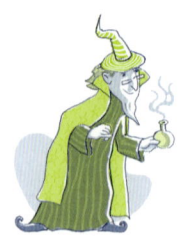

Abgrenzung lernen am Modell

Wie lernen Kinder Abgrenzung? Sie lernen von uns als Mutter und von uns als Vater das ABC des Neinsagens oder auch die Verleugnung ihrer Bedürfnisse. Kinder nehmen sehr genau wahr, ob und wie sich ihre Eltern abgrenzen. Es geht hier um die grundsätzliche Erlaubnis, das eigene Selbst von den Erwartungen, Wünschen und Bedürfnissen anderer abzugrenzen.

- Wie zeigen sich die Eltern ihre unterschiedlichen Bedürfnisse? Wer setzt sich durch? Wie klar formulieren die Eltern ihre eigenen Wünsche?
- Erlauben sich die Eltern, sich von den eigenen Kindern, den eigenen Eltern, Freunden, Verwandten, Arbeitskollegen, Vorgesetzten abzugrenzen? Oder erfüllen sie alle Anforderungen, die an sie gestellt werden?
- Werden sie dabei wütend, motzig, trotzig, unterwürfig, traurig, mutlos oder nehmen sie sich selbst in ihren Bedürfnissen ernst?

Wie klingt die Stimme der Mutter, wie die des Vaters, wenn die Oma sich für zwei Wochen als Besuch ankündigt? Wie ist die Körperhaltung, die Mimik, die Gestik? Stimmen die verschiedenen Botschaften überein? Oder passen sie einfach nicht zusammen? Das Kind nimmt genau wahr, dass die Mutter vielleicht mit freundlicher Stimme am Telefon sagt: »Ja, passt schon!« und ihre Körperhaltung gleichzeitig eine deutliche Anspannung signalisiert. Und dass Vater und Mutter hinterher streiten, ob es denn wirklich nötig sei, dass die Oma schon wieder zwei Wochen zu Besuch kommt.

Kinder erhalten täglich Modelle der Abgrenzung, auch dadurch, wie sich die Mutter und der Vater von den Bedürfnissen der Kinder abgrenzen. Während viele Eltern sich früher wenig empathisch, betont autoritär abgrenzten, erleben viele Kinder heute eher zu wenig abgegrenzte Väter und Mütter. Manche Eltern sitzen abends viel zu lange am Bett des Kindes. Erst gibt es eine Geschichte, dann ein Lied, dann … Den Eltern fallen fast die Augen zu und sie merken nicht, wie sie selbst immer mehr ins »Hungern« geraten.

Ein kraftvolles »Jetzt ist der Kindertag zu Ende!« wäre das größere Geschenk an das Kind. Denn über dieses Modell erhält das Kind die innere Erlaubnis, selbst nein zu sagen.

Sozialverhalten = Einfühlung in andere und in sich selbst

Im Elterntraining des KinderLeicht-Kurses fordern wir die Eltern auf zu erzählen, was sie an ihren übergewichtigen Kindern besonders schätzen.

Achtzig Prozent der Eltern berichten, dass ihre Kinder ein ausgeprägtes Sozialverhalten zeigen. Sie können sich gut in andere einfühlen, sie teilen sehr bereitwillig, sie können sich bei Streitereien gut raushalten und kuscheln gerne mit ihren Eltern. Das als sehr positiv bewertete Sozialverhalten wird hier jedoch einseitig geschildert. Die so beschriebenen Kinder haben ohne

Zweifel eine hohe, sehr wertvolle Kompetenz, nämlich die, sich für eine gute Bindung innerhalb einer Gruppe oder einer Zweierbeziehung einzusetzen. Die sozialen Fähigkeiten sind an ihrem Bedürfnis nach Harmonie ausgerichtet. Der andere, ebenso bedeutende Teil des Sozialverhaltens, nämlich sich abzugrenzen, sich durchzusetzen, sich in einem Konflikt für seine eigenen Bedürfnisse einzusetzen, dieser braucht eine Weiterentwicklung. Erst dann ist das Kind gut ausgerüstet, auch seinen eigenen Hunger selbstverantwortlich zu stillen.

Die Verführung und den Missbrauch erkennen, Abgrenzung trainieren

»Da ward gutes Essen aufgetragen, Milch, Pfannekuchen mit Zucker, Äpfel und Nüsse. Hernach wurden zwei schöne Bettlein weiß gedeckt und Hänsel und Gretel legten sich hinein und meinten, sie wären im Himmel.«

Im Grimmschen Märchen von Hänsel und Gretel treffen die ausgehungerten, von den Eltern verlassenen Kinder scheinbar auf ein kleines Paradies. Erst allmählich begreifen sie, dass ihr Leben in diesem Paradies ernsthaft bedroht ist, dass sie auf die gefährlichen Verführungskünste einer Hexe hereingefallen sind.

Die Kinder aus Bullerbü, deren kleine Lebensgeschichten Astrid Lindgren so liebevoll beschrieb, hatten dagegen ein gut abgegrenztes kleines Paradies. Es fehlte ihnen an nichts von dem, was Kinder so zum Leben brauchen. Sie lebten in einem kleinen, überschaubaren Dorf. Nahrung, Bindung, ein sicherer Platz waren ebenso gegeben wie die Freiheit, sich auszuprobieren auf dem Schulweg, in Wald und Wiesen, auf dem Speicher … Das Leben von Lasse, Olle und den anderen war geprägt von den natürlichen Begren-

zungen und den Möglichkeiten, die durch den Lauf der Jahreszeiten vorgegeben waren.

Heute hingegen ist die Welt global, riesig, unübersichtlich, grenzenlos und voller Verführung. Sobald wir das Haus verlassen, werden wir in den Industrieländern an jeder Straßenecke mit Essen konfrontiert. Während es früher nur wenige Einkaufsmöglichkeiten gab, können wir heute nicht nur an der Tankstelle tanken, sondern notfalls auch den Wochenendeinkauf machen. Selbst am Bahnsteig locken Automaten. Das fast überall lauernde Essensangebot verführt uns zu einer sofortigen Bedürfnisbefriedigung.

Jährlich werden rund 25.000 neue Produkte auf den Markt geworfen. Dabei nutzt ein Vier-Personenhaushalt in der Regel nicht mehr als 120 verschiedene Produkte.

Gleichzeitig versuchen uns die Medien besonders die Produkte schmackhaft zu machen, die einer gesunden Ernährung am wenigsten entsprechen: Die Werbung preist besonders alkoholische Getränke, Fertignahrung und Süßigkeiten an, wie Sie auf der Abbildung auf der nächsten Seite sehen können.

All you can eat

Wie heißt es so schön im Märchen von Aschenputtel: Aschenputtel durfte nicht mit auf das Fest gehen, stattdessen gibt ihr die Stiefmutter auf, Linsen aus der Asche zu lesen, sie auszusortieren. Dies gelingt Aschenputtel mithilfe der von ihr herbeigerufenen Tauben: »… die guten ins Töpfchen, die schlechten ins Kröpfchen!«
Wenn übergewichtige Kinder am Buffet stehen, mit »All you can eat«-Einladungen oder den allgegenwärtigen Fressmeilen konfrontiert sind, wünscht man ihnen auch eine Zaubertaube, die sie im Entscheidungsprozess unterstützt: Was tut mir gut und was lasse ich liegen? Dieser permanente Entscheidungsprozess ist schlichtweg eine Überforderung.

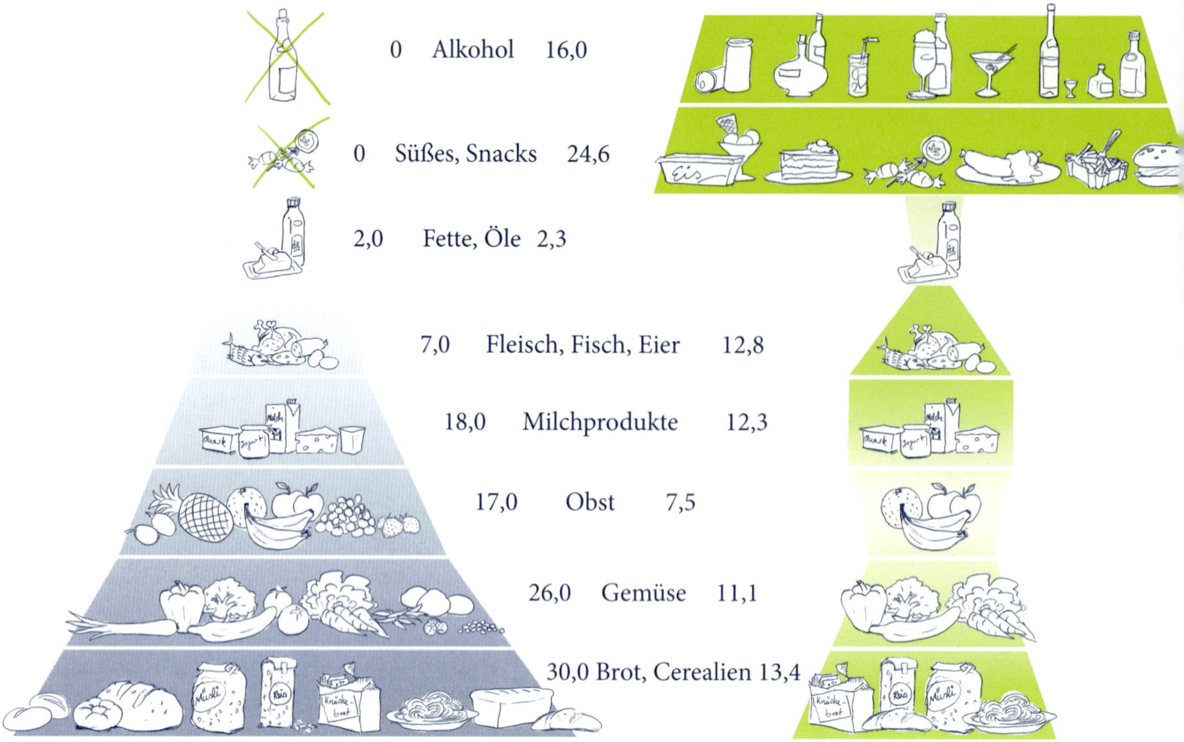

0	Alkohol	16,0
0	Süßes, Snacks	24,6
2,0	Fette, Öle	2,3
7,0	Fleisch, Fisch, Eier	12,8
18,0	Milchprodukte	12,3
17,0	Obst	7,5
26,0	Gemüse	11,1
30,0	Brot, Cerealien	13,4

Links die von der Deutschen Gesellschaft für Ernährung empfohlenen Lebensmittel, rechts die im Fernsehen beworbenen Produkte (jeweils in Prozent)

Heute gibt es Licht und Wärme in allen Räumen, Nahrung aus allen Kontinenten und zu jeder Zeit. Und andererseits: Das Leben unserer Kinder ist sehr begrenzt. Wie Hänsel im Stall der Hexe können unsere Kinder viel schlucken. Dazu gehören manchmal auch gut gemeinte Nachhilfestunden und eine Vielfalt an Freizeitangeboten. Kinder werden gemästet, aber sie sind eingesperrt in enge Vorschriften. Der Tagesablauf von Schülern kennt oft keine Spielräume mehr. Die Wochentage sind überstrukturiert und manch-

3. Zutat: Abgrenzung aktiv gestalten – Begrenzung erfahren

mal ist auch das Wochenende mit einem dichten Freizeitprogramm gefüllt. Der zehnjährige Karl aus dem KinderLeicht-Kurs sagt: »Ich habe in meinem Leben Schule, Essen und Schlafen.« Und nun soll er abnehmen. Der natürliche Spielraum von Karl ist nicht gesichert.

Es braucht den »Gretel«-Blick, der erkennt: Die unendlich vielen Leckereien führen zu einem Verlust an Genuss und sie hindern uns am vollen Leben. Sie sind nur Mittel zum Zweck für die Nahrungsmittelhersteller.

Sie lullen uns ein, betäuben uns und führen weg von der Aufgabe, das eigene Leben zu gestalten. Als »Couchpotato« vor dem Fernseher sitze ich mitten im Hexenstall, werde gefüttert wie Hänsel und kann ab und zu mein Fingerchen rausstrecken.

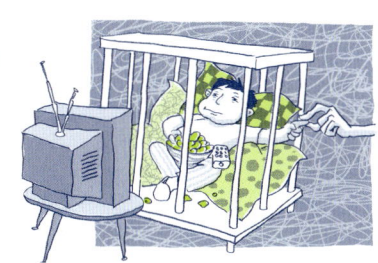

Als die Nahrung noch begrenzt war:
Damals brauchte es für das Überleben der Gemeinschaft gute Jäger und erfahrene Sammlerinnen. Jäger sein bedeutete, dass ich die Umgebung genau kennen musste, dass Taktiken des Angriffs und der Verteidigung erlernt werden mussten und dabei alle Sinne geschärft wurden. Einsatz war gefordert: genau zielen, Gefahren abwägen, die eigenen Grenzen und Möglichkeiten kennenlernen, nur dann waren Erfolg und Leben gesichert.

Die Sammlerinnen übernahmen gleichermaßen Verantwortung für den Fortbestand des eigenen Lebens und der Gemeinschaft. Wissen und Erfahrung wurden weitergegeben, die Unterscheidungsfähigkeit von Pflanzen ausgebildet. Welche Pflanzen dienen dem Leben, der Gesundheit, welche sind ungenießbar und giftig?

> **Mehr und mehr und mehr**
>
> Verführung durch Werbung und Verführung durch stetig zunehmende Portionsgrößen: Das Gewicht von Kartoffelchips-Beuteln hat sich zwischen den Jahren 1959 und 2000 verdreifacht.

Als die Nahrung grenzenlos wurde: Heute gibt es alles und wir müssen kaum etwas dafür tun. Ich kann vom Sofa aus den Pizzaservice anrufen und dann wird sie ins Wohnzimmer geliefert. Grauenvolles Paradies.

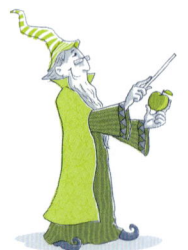

Langeweile und Hunger als sinn-volle Köstlichkeiten

Langeweile bereitet zuerst einmal Unlust: dem Kind und dann meist auch den Eltern, weil das Kind knatschig und unleidlich wird. Ist die Unlust groß genug und halten die Eltern die Unlust ihres Kindes aus, dann kommt plötzlich der Umschlagpunkt: Der Lebenssinn erwacht, mobilisiert schöpferische Energie, Ideen entstehen. Damit werden neue Mittel zum Leben vom Kind selbst gefunden. So gestaltet es seinen eigenen Lebenssinn. Hunger ist ein Urtrieb ins Leben, eine starke Motivation, das Leben zu gestalten.

> Um lebendig sein zu können, muss ich aktiv werden. Das ist der Geburtsmoment der Motivation. Kinder haben daher ein Recht auf Langeweile und auf Hunger. Das Paradiesische betäubt den Lebensantrieb.

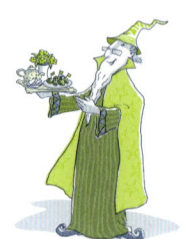

Je eine Portion Grenzen finden, stecken, verhandeln, gestalten und sichern

Die Aufgabe der Eltern ist es, das Überangebot zu begrenzen. Wir Eltern begrenzen z.B. die Portionen beim Essen, beim Fernsehen ... Je nach Alter des Kindes werden Grenzen gesetzt. Mit zunehmendem Alter werden die Grenzen gemeinsam verhandelt. Ein dreijähriges Kind hat ein Grundrecht auf Begrenzung. Die Kinder vertrauen sich der Führung der Eltern an. Und es gibt Regeln, die gelten und nicht ständig neu verhandelt werden müssen.

Beispiele:
- Im Laden wird nicht verhandelt!
- In den Kühlschrank, in die Vorratskammer, in die Süßigkeitenschublade kommen nur bestimmte Produkte.
- Auf den Tisch kommen bestimmte Speisen. Die Auswahl treffen bei kleineren Kindern die Eltern, bei größeren Kindern werden die Vorlieben der Kinder mit berücksichtigt.

Welche Regeln gibt es in Ihrer Familie?

_____

_____

_____

- Werden sie eingehalten? Was geschieht, wenn vereinbarte Regeln gebrochen werden?
- Welche weiteren Regeln könnten eine gute Begrenzung, ein sicherer Rahmen sein?
- Wer wünscht sich welche Regeln?
- Welche Regeln wurden schon verändert?

Arbeitszeit und Freizeit waren früher klar unterschieden. Es gab fest vereinbarte Zeiten. Heute hat sich das sehr verändert. Wir genießen ohne Zweifel die verlängerten Ladenöffnungszeiten, die Flexibilität in der Arbeitseinteilung, das alles gibt uns mehr Freiraum. Andererseits arbeiten immer mehr Menschen über das Maß, das ihnen guttut, hinaus. Sie finden ihre persönliche Grenze nicht.

Freiraum und Begrenzung gehören zusammen, sie brauchen eine gute Balance und eine Auseinandersetzung mit den eigenen Grenzen und den eigenen Wünschen nach freier Lebensgestaltung.

Freiräume sichern durch Begrenzung

Ein großer Gewinn von Begrenzungen liegt darin, dass abgegrenzte Räume von freien Räumen unterschieden werden können. Wenn es Grenzen gibt, ist beides deutlich spürbar. Gibt es keine Grenzen, wird vieles diffus. Die Orientierung geht verloren und damit das Gefühl von Sicherheit.

> **Eine Grenze gibt Klarheit.** Gleichzeitig werden durch klare Grenzen ebenso eindeutig die Freiräume beschrieben.

So bestimmen Sie als Eltern beispielsweise, was eingekauft wird (= Begrenzung), Ihr Kind kann sich dann aus dem Kühlschrank sein »Eigenes« frei auswählen.

Der zehnjährige Karl, der das Spielen so vermisst, erlebt sein Leben nur noch als Begrenzung. Hier ist es wichtig, dass seine Eltern seinen persönlichen Spielraum mit ihm entwerfen und sichern. Es braucht ziel- und zweckfreie Räume für Kinder. Schularbeitsfreie Zeiten müssen durch Eltern gesichert werden.

Der besondere Freiraum: Heimlich essen, heimlich etwas »Verbotenes tun«

Eltern von übergewichtigen Kindern schildern oft ihr Problem mit dem heimlichen Essen ihres Kindes. Was bedeutet Heimlichkeit? Heimlichkeit ist in jedem Fall ein kleiner Kick und ein Zeichen dafür, dass dem Kind etwas einfällt in seiner inneren Auseinandersetzung mit seinen Eltern, deren Geboten und Verboten. Das Kind entscheidet sich damit autonom für eine Erweiterung der gesetzten Grenzen.

> **Etwas heimlich zu tun** ist der erste fruchtbare Schritt zur Konfliktfähigkeit und zur Abgrenzung.

Das Kind geht dafür aber keinen *offenen* Konflikt ein. Es erfüllt sich seine Wünsche heimlich. Und viele Kinder provozieren mehr oder weniger bewusst einen Konflikt, indem sie die Eltern kleine Erkennungszeichen wie z.B. Bonbonpapiere in der Hosentasche oder unter dem Bett entdecken lassen.

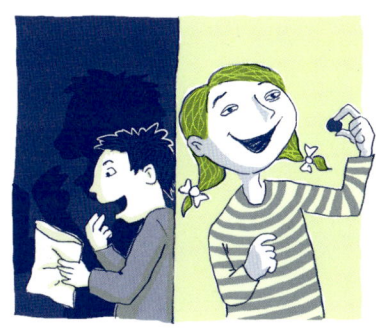

Heimlichkeiten

Erinnern Sie sich doch einmal an Ihre eigenen Lieblingsheimlichkeiten. Was war so köstlich daran? Was hätte damals den Genuss noch vergrößern können?

Beispiele für verbotene Heimlichkeiten:
- Max zündelt gerne heimlich und lässt dann die abgebrannten Zündhölzer liegen.
- Sabrina erinnert sich mit Lust an ihre erste heimliche Zigarette und diesen leichten Geruch, der ihre Eltern misstrauisch werden ließ.

Die Funktion der Heimlichkeit:
- Die Abgrenzung üben
- Sich ein eigenes »Heim« mit eigenen Regeln gönnen
- Einen Ausgleich schaffen, Überwindung von Frust: Lust statt Frust
- Sich Selbstbestimmung erobern
- Sich seinen eigenen Krimi schaffen mit der Spannung: Werde ich entdeckt? Will ich entdeckt werden? Ist es ein Genuss, wenn die Mutter endlich tobt!?
- Selbst-Fürsorge, Selbstverantwortung erfahren und erleben

Eltern erzählen ihren Kindern ihre Kinderheimlichkeiten: Was habe ich als Kind heimlich gemacht, was war der besondere Genuss dabei?

Nur wenn die Kinder von sich aus ihre Heimlichkeiten erzählen wollen, dürfen sie das ausplaudern, worauf sie Lust haben. Sie werden nicht von den Eltern dazu aufgefordert oder gar gedrängt.

Auch im Alltag kauen und beißen statt nur schlucken

Grenzen zu durchbrechen, Begrenzungen aufzulösen gehört zu den Lebensaufgaben von Kindern. Es fordert die Kinder heftig heraus, ihren eigenen Weg gegen die Vorstellungen der Eltern durchzusetzen. Wie bei einem Vollkornbrot haben sie richtig etwas zu beißen und zu kauen. Nur so können sie eines Tages die Ablösung von den eigenen Eltern ganz vollziehen, dann sind sie erwachsen.

Unsere Kinder müssen sich dafür von ihrem inneren Harmonieprogramm verabschieden und die »Kost«, die ihre Eltern für sie bereithalten, nicht mehr nehmen: Disharmonie spüren, Streit aushalten und aktiv streiten.

Viele übergewichtige Kinder tun sich hier schwer. Im Kontakt mit anderen, den Eltern, den Freunden sind sie oft gutmütig, machen keine sonderlichen Probleme. Sie geben eher viel und nehmen sich eher wenig im Kontakt. Sie zeigen wenig offene Aggression. Sie erfüllen sich das Nehmen eher beim Essen. Esra wird in der Schule oft gehänselt, dann sperrt sie sich auf dem Klo ein und isst heimlich Schokolade. Esra muss lernen, sich aktiv und kraftvoll auseinanderzusetzen und sich zu wehren. Ein gutes Hilfsbild dafür ist, in der Vorstellung ein Schwert in die Hand zu nehmen. Das Schwert trennt. Es scheidet. Es verletzt. Es schützt den Träger, die Trägerin. Die Schwerterkraft in sich zu entwickeln, setzt voraus, dass die eigenen Bedürfnisse wahrgenommen und als berechtigt anerkannt werden. Dann braucht es noch die innere Entscheidung, diese Kraft auch für sich zu nützen.

Mein Zauberschwert: Sie können Ihre Kinder gut unterstützen, diese Kompetenz zu erwerben. Bleiben Sie zuerst auf der Bilderebene. Ermutigen Sie Ihr Kind, sich vorzustellen, es habe ein Zauberschwert, das die anderen

 nicht sehen können, das aber immer bei ihm ist und nur darauf wartet, eingesetzt zu werden. Im ersten Schritt lassen Sie Ihr Kind nur fantasieren, wie so ein Zauberschwert aussehen müsste. Dann lassen Sie das Kind danach suchen, für welche Situationen dieses Zauberschwert denn geeignet sein könnte. Spielen Sie gedanklich das weiter, was gerade im Kontakt mit Ihrem Kind daraus entsteht.

Das Zauberschwert funktioniert. Sie werden merken, dass schon bald die ersten Schritte zur Veränderung der Auseinandersetzungsfähigkeit sichtbar werden.

> **Vielleicht zeigt sich die Veränderung** auch in der Auseinandersetzung mit Ihnen. Nehmen Sie das als ein Zeichen des Vertrauens. Ihr Kind traut sich diesen neuen, mutigen Schritt dort, wo es sich am sichersten fühlt. Es ist ein Kompliment an Sie.

Sie erkennen daran, dass die Kinder für diese sehr komplexen inneren Vorgänge die Unterstützung der Eltern notwendig brauchen.

4. Zutat:
Unterstützung erfahren und darum bitten

Zum Einstieg: Uwe darf diesen Sommer mit seinen Eltern an die Nordsee fahren. Sein Opa, der ihm erzählt hat, dass dort manchmal ein hervorragender Wind bläst – ideal, um einen Drachen steigen zu lassen –, bastelt mit Uwe zusammen ein wunderbares Exemplar: groß, bunt und leicht fliegend wie eine Möwe. Und nun ist Uwe hier, an diesem herrlichen Sandstrand. Die Sonne scheint, die Schule ist weit weg und vor allem ist da dieser Drache, der höher und höher steigt.

Aber plötzlich gerät Uwe in große Not. Ein Schäferhund ist aufgetaucht, der abwechselnd den Drachen und dann Uwe wütend anbellt. Uwe weiß, dass der Drache nicht abstürzen darf, er ihn unbedingt hoch in der Luft halten muss, sonst würde der Hund ihn zerfetzen. Also muss er sich mit seiner ganzen Kraft auf den Drachen konzentrieren. Aber gleichzeitig nimmt die Angst vor diesem wilden Hund zu, der ihm immer wieder ziemlich nahe kommt.

Die Besitzer des Hundes, die diesen eigentlich an der Leine führen müssten, gehen nur lachend vorbei und lassen Uwe in seiner Not ganz allein, finden die Situation sogar noch komisch. Uwe weiß sich keinen Rat mehr, langsam macht sich Verzweiflung in ihm breit. Da aber steht Uwes Vater, der das Geschehen von seiner Strandmatte aus verfolgt hat, auf. Uwe sieht seinen Vater gelassen auf sich zukommen. Er bückt sich, nimmt ganz unaufgeregt die Hundeleine an sich und wartet wortlos, bis die Hundebesitzer umdrehen müssen, um sich ihren Hund bei Uwes Vater abzuholen.

Da fließt durch Uwe ein heißer Strom der Erleichterung und des Stolzes auf seinen großen, starken Vater. Ein tiefes Gefühl der Dankbarkeit, dass sein Vater ihm in dieser brenzligen Situation geholfen hat, füllt ihn aus. Und er weiß, dass er ihn auch in Zukunft immer unterstützen wird – gerade so viel, wie Uwe braucht.

Unterstützung und Eigenverantwortung: Auf das richtige Maß kommt es an!

Wenn wir Kinder unterstützen wollen, geht es um sehr genaues Dosieren, also um die hohe Koch- bzw. Erziehungskunst:

Zu viel Unterstützung vonseiten der Eltern vermittelt dem Kind: »Schau, du kannst es nicht, du bist auf meine Hilfe angewiesen, du bist abhängig von mir!« Zu viel Unterstützung schwächt das Kind in seinem eigenen Antrieb. Es wird mutlos, zieht sich zurück oder es lehnt sich gegen das Gutgemeinte auf, wird rebellisch. Ein Kind, das häufig die Erfahrung von übermäßiger Unterstützung macht, folgt dieser nicht ausgesprochenen Prophezeiung von »Du kannst es nicht alleine« und wird immer schneller und öfter hilfsbedürftig und ratlos. Oder es nimmt die Hilfe einfach nicht mehr an, wehrt sie ab, kapselt sich ab und macht trotzig oder verborgen vor anderen alles alleine. Es schützt sich auf diese Weise vor dem Zuviel.

Zu wenig Unterstützung vermittelt dem Kind: »Schau, dass du selbst klarkommst!« Gefühle von Einsamkeit, Verlassenheit und Resignation führen dann entweder in eine eher depressiv getönte Grundhaltung oder in eine trotzig kämpferische Haltung von: »Ich brauche niemanden, ich komme selbst klar!«

Wenn das Bedürfnis nach Unterstützung nicht ausreichend gestillt wird oder nicht differenziert genährt ist (Ich bekomme viel, aber nicht das, was ich brauche), dann besteht auch hier die Gefahr, in die Kompensation dieses Bedürfnisses zu gehen. Die Unterstützung kommt dann über »die Stärke« im Essen. Hinter dem Wunsch nach einem übervollen Teller, nach einer XXL-Portion steht manchmal ein tiefer Wunsch, liebevoll, aufmerksam und in der richtigen Portionsgröße unterstützt zu werden.

Differenzierung der Unterstützung: Was genau hilft dem Kind?

In den KinderLeicht-Kursen gehen wir mit den Kindern in einen achtsamen Forschungsprozess. Wir fragen sie:

- Was unterstützt dich auf dem Weg zu mehr Leichtigkeit, zu weniger Gewicht?
- Wie und in welchen Lebensbereichen erlebst du dabei Unterstützung?
- Wie genau müsste die Unterstützung gestaltet werden, damit es deinen Weg des Leichterwerdens stärkt?

Die Antworten sind sehr verschieden. Jedes Kind hat die Möglichkeit, genau zu spüren, was es gut unterstützen könnte.

Conny sagt: »Wenn Mama am Tisch nichts mehr zu mir übers Essen sagt.« Unterstützung könnte hier mit wohlwollendem Vertrauen beschrieben werden, dem Kind die Entscheidung über die Speisenauswahl zu überlassen: Unterstützung durch Vertrauen. Petra und Daniel sind sich einig, dass es hilfreich für sie wäre, wenn die Eltern für eine bestimmte Zeit keine Süßigkeiten mehr einkauften. Sie brauchen eine Unterstützung dabei, den täglichen Versuchungen zu widerstehen.

In Kontakt mit seinem Grundbedürfnis kann das heranwachsende Kind seine Selbstwahrnehmung und innere Achtsamkeit gut entwickeln. Das Kind kann ein immer differenzierteres Gefühl dafür entwickeln, was genau es an Unterstützung braucht. Die W-Fragen – wie, wo, was, wie viel, wann genau – sind bei der Differenzierung sehr hilfreich. Wie viel Nachschlag würde dir noch guttun? Hast du Hunger oder ist es dir langweilig?

Vermeiden Sie bitte, nach dem Warum zu fragen! Warum-Fragen sind Fragen nach dem Grund, der Begründung. Bedürfnisse brauchen aber keine Begründung, sie sind grundsätzlich berechtigt. Fragen wir hier nach dem Warum, verführen wir die Kinder nur dazu, ihr eigentliches Bedürfnis zu verleugnen oder hinter einer Erklärung zu verstecken. Das geschieht besonders dann, wenn sich das ursprüngliche Bedürfnis nicht mit dem aktuellen Anliegen der Eltern deckt.

Ein Beispiel: Die Mutter entdeckt, dass Petra sich heimlich Süßigkeiten gekauft hat und sie auf dem Heimweg schon vernascht hat. Die Frage nach dem Warum unterstützt Petra nicht, sie bringt sie in Bedrängnis. Sie schämt sich vielleicht und wehrt diese Scham gleichzeitig vehement ab. Sie wird traurig und wütend zugleich. Sie weiß ja selbst nicht, warum sie es getan hat. Wiederholt sich die Situation, wird sich Petra eine »elterntaugliche« Begründung ausdenken, z.B.: »Die anderen Mädchen aus meiner Klasse haben sich auch etwas Süßes gekauft.« Warum-Fragen lösen meist unangenehme Scham- und Schuldgefühle aus. Das Bedürfnis nach Süßem wird ein Kind,

dessen Eltern sich wünschen, dass es Gewicht verliert, nicht benennen. Es will es den Eltern ja eigentlich recht machen. Über die Erklärung versucht es, genau das zu erreichen. Es handelt jetzt strategisch. Es will keinen Konflikt mit den Eltern. Es steht nicht zu seinem Wunsch nach etwas Süßem. Die Strategie ist hier mit dem Weißmehl vergleichbar, die Konfliktfähigkeit entspricht mehr dem vollen Korn, es hat mehr Kraft. Wenn die Mutter Petra hingegen fragt, wie viel Süßes ihr gutgetan hat oder ob sie sich danach besser gefühlt hat, dann kann Petra ihr Bedürfnis genauer erforschen.

Kinder aktiv werden lassen: Gut ist es, Kinder zu ermutigen, sich aktiv und konkret an der Suche danach zu beteiligen, welche Unterstützung sie genau brauchen. Damit stärken wir ihre Selbstverantwortung, ihre Lebensfreude und ihre eigene Motivation, ein gutes Gewicht zu erreichen. Das Kind erlebt sich als aktiv handelnd, als aktiv gestaltend, nicht ein Fertigprodukt essend. Es ist selbst an der Rezeptgestaltung für das gute Gewicht beteiligt. Und Ihr Kind fühlt sich darin verstanden, dass es hier nicht um eine oder seine Leistung geht, ein gutes Gewicht zu erreichen, sondern um seinen Mut, seine Lust und sein kreatives Potenzial. Mut braucht es, denn es kann immer auch Rückschläge geben. Dann muss es die Enttäuschung über sich selbst überwinden und in die Kraft verwandeln, es erneut zu probieren.

Um Unterstützung bitten

Jede Mutter kennt ihn, den Schrei: »Maaaaama!« Das ist der erste kraftvolle, wenn auch noch wenig differenzierte Ausdruck des Kindes, der erste unüberhörbare Hilferuf: »Bitte hilf mir, unterstütze mich!«

Wenn die Kinder größer werden, wollen und sollen sie zunehmend auch ohne die Mama, ohne den Papa auskommen. Den Schrei gibt es nicht mehr, eher ein undifferenziertes »Gemaule« oder Vorwürfe, dass »etwas« nicht passt.

Die Reifung in der Selbstentwicklung zeigt sich auch in der Fähigkeit, genau und in guter Weise um Unterstützung zu bitten. Dazu braucht es von der Seite des Kindes das Vertrauen, dass Eltern und Erwachsene wertschätzend mit seiner Bitte nach Unterstützung umgehen. Die Erfahrung von Abwertung erschreckt das Kind zutiefst. Es traut sich dann nicht mehr um Unterstützung zu bitten. Es schützt sich auf diese Weise vor einer weiteren Verletzung seines Selbst. Gleichzeitig ist es vielleicht noch auf Hilfe angewiesen, um sich weiter ins Leben hineinzutrauen. Es wird mutlos.

Was hilft also? Die Erwachsenen geben hier wieder den Kindern Modell, wie es geht, um Unterstützung zu bitten. Sie klären situationsbezogen ihre eigenen Bedürfnisse und formulieren ihre eigene Bitte an den Partner, die Partnerin, ihre Freunde, ihre Eltern …

Marshall Rosenberg hat in seinem Modell der gewaltfreien Kommunikation deutlich gemacht, wie wichtig für eine gelungene Kommunikation und für eine gute Sättigung in unseren Beziehungen konkret und klar formulierte Bitten sind (siehe auch Literaturhinweise am Ende des Buches). Und er weist auf die Bedeutung einer inneren Grundhaltung hin, in der wir in der Wertschätzung bleiben, auch wenn wir die Bitte unseres Gegenübers nicht erfüllen wollen oder können.

Unsere Kinder beobachten sehr aufmerksam und gleichzeitig sehr unbewusst, wie wir als Eltern mit unserem eigenen Bedürfnis nach Unterstützung umgehen. Formulieren die Mutter oder der Vater klar und konkret, wann und welche Hilfe sie brauchen? Vorwürfe oder grantiges Brummeln in der Hoffnung, dass das Gegenüber schon merkt, was gebraucht werden könnte, sind ebenso beliebte verschlüsselte Bitten um Unterstützung wie eisiges Schweigen.

Hier gibt es viel zu lernen und zu üben. Jeder kleine Erfolg, jede gelungene Kommunikation im Familienfeld unterschiedlicher Bedürfnisse ist ein Gewinn für alle.

Vielleicht kann Conny, nachdem ihr im KinderLeicht-Kurs ihre konkrete Bitte um Unterstützung so klar geworden ist, nun ihre Mutter bitten, sie beim Abnehmen dadurch zu unterstützen, dass sie sie beim Essen selbst entscheiden lässt, was und wie viel sie sich nimmt. Vielleicht kann ihr die Mutter antworten, dass sie es versuchen will, der Bitte zu entsprechen, und ihr mitteilen, dass das gar nicht so leicht für sie ist. Vielleicht kann die Mutter wahrnehmen, dass es für sie selbst leichter ist, wenn sie davor schon gegessen hat und nicht selbst so hungrig ist.

Vielleicht wünschen sich die beiden ein gemeinsames Teestündchen, in dem das Thema Essen ganz draußen bleiben kann. Vielleicht erfüllen sich die beiden diesen Wunsch. Konkret: Wann genau, an welchem Tag, um welche Zeit? Wie lange? Wer kocht den Tee? Wer besorgt den Tee?

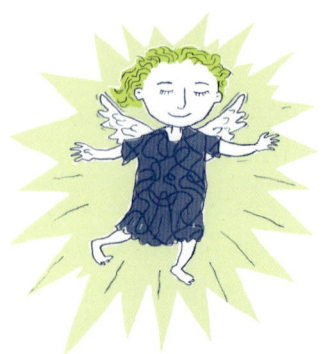

5. Zutat:
Schutz erfahren und gestalten

Kleine und große Schutzengel gibt es seit einigen Jahren wieder in vielen Geschäften zu kaufen, besonders in der Weihnachtszeit. Als ob in der so unübersichtlich groß gewordenen Welt eine tiefe Sehnsucht nach dem Gefühl, beschützt zu sein, in uns erwacht ist und genährt werden möchte.

Kennen Sie das wunderbare Lied aus der Oper »Hänsel und Gretel«, in dem dieses Gefühl des Beschütztseins durch vierzehn Englein, die rund um das Bett des Kindes stehen, ausgedrückt wird? Wenn Sie den Text lesen oder sich an den Klang des Liedes erinnern, vielleicht kommen Sie dabei schon in den wunderbaren Genuss von Schutz, von Entspannung.

> Abends wenn ich schlafen geh, vierzehn Englein um mich stehn.
> Zwei zu meinem Haupte, zwei zu meinen Füßen.
> Zwei zu meiner Rechten, zwei zu meiner Linken.
> Zwei die mich decken, zwei die mich wecken.
> Zwei die mich führen zu himmlischen Türen.

Je kleiner Kinder sind, desto mehr Schutzhüllen brauchen sie: für den Körper, für die Seele und für den Geist. Mit jedem neuen Reifungsschritt braucht es weniger oder neue Formen des Schutzes. Beim kleinen Kind übernehmen die Eltern den Schutz in allen Lebensbereichen, das ältere Kind beginnt seinen Schutz zunehmend selbst zu organisieren.

Schutz erfahren: Der Vater nimmt sein kleines Mädchen auf einen Spaziergang mit, um ihm die Schönheit der Stadt, in der sie wohnen, von einem Hügel aus zu zeigen. Oben angekommen, weicht er vom Weg ab, geht etwas weiter Richtung Abhang und sagt: »Von hier gibt es einen besonders schönen Ausblick.«

Das Mädchen folgt, ängstlich, mit der Sorge: »Hoffentlich rutsche ich nicht ab und falle hinunter.« Als sie langsam, Schritt für Schritt, vorsichtig neben ihrem Vater weitergeht, spürt sie plötzlich die warme Hand ihres Vaters, der ihre kleine fest umschließt. Ein tiefes Glücksgefühl durchrieselt sie, das wunderbare Spüren, geborgen zu sein, und das Wissen: »Jetzt kann mir nichts passieren.« Und nun kann sie die schöne Aussicht voll genießen, das Sonnenlicht, das die Kirchtürme und das Blau des Flusses, der sich durch die Stadt schlängelt, aufblitzen lässt. Von unten hört sie die Geräusche der Stadt und von oben das Zwitschern der Vögel und sie riecht die Bäume und die Wiesen und die Erde. Und ihr Herz wird weit und offen und so bleibt es auch, als sie wieder auf den Weg zurückgehen und sie ihre Hand aus der des Vaters löst.

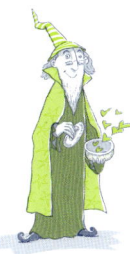

Köstlicher Schutz

Welche köstliche Schutz-Nahrung gibt es denn? Hier finden Sie eine kleine Auswahl:

Für den Körper: Sinnliche Erfahrungen

- Der Jahreszeit angepasste Kleidung
- Hautcremes
- Altersentsprechende Nahrung
- Liebevolle Pflege bei Krankheit

Für die Seele und den Geist

- Geschichten und Lieder, die Schutz in Bilder fassen
- Reime, Sprüche, Gebete, die Schutz ausdrücken
- Neue Schritte achtsam vorbereiten: z.B. Schulwegtraining
- Altersgemäße Begrenzungen beim Konsum von Fernsehen, Computer ...
- Austausch in der Familie zum Thema: Wie schütze ich mich im Alltag? Wie genau mache ich das? Wo mache ich es? Als Vater, als Mutter, als Kind? Es geht dabei darum, eine Selbstschutzsammlung anzulegen

Auch hier: Auf das richtige Maß kommt es an

Wie beim Grundbedürfnis nach Unterstützung spielt auch bei Schutz die richtige Dosierung eine große Rolle.

Zu viel Schutz raubt die Motivation und den eigenen Antrieb, sich auszuprobieren, selbst zu erfahren, die Welt zu entdecken. Die Möglichkeiten, die Welt selbst zu erkunden, sind im überstrukturierten Alltag unserer Kinder eher geringer geworden. Heute beklagen viele Eltern, dass ihre Kinder zu nichts mehr Lust haben. Manche Kinder sitzen im sicheren Schlaraffenland, sie haben alles an anregenden Spiel- und Lernmaterialien, an Freizeitmöglichkeiten, aber sie haben auf nichts mehr richtig Lust. Sie sind übersättigt. Ihre Welt ist nicht mehr spannend für sie, sie liegt ihnen quasi zu Füßen, doch es gibt keinen Reiz mehr, sie selbst zu erforschen.

Manche Kinder stehen gleichsam unter Dauerbeobachtung, sie sind »überbehütet«, der übermäßige Schutz der Eltern erdrückt sie förmlich. Sie sind wie durch eine Schutzglocke vom wirklichen Leben abgeschnitten. Es kann ihnen nichts passieren, alle Gefahren sind aus dem Weg geräumt, aber das Leben hat keinen würzigen Geschmack mehr. Und obwohl alles so sicher organisiert ist, entwickeln sich gerade bei diesen Kindern neben der Antriebslosigkeit tiefe Ängste.

> **Wird ein Kind** ständig beschützt und behütet, kann es sich irgendwann einmal nicht mehr vorstellen, alleine in der Welt zurechtzukommen. Es fehlen ihm die realen Erfahrungen, mit kritischen Situationen angemessen umzugehen.

Es wird immer ängstlicher und traut sich immer weniger zu. Hilfreich ist es hier für die Eltern, sich mit ihren eigenen Ängsten auseinanderzusetzen und den übermäßigen Schutz schrittweise zu reduzieren. Es ist ein bisschen wie Abnabeln, dem Kind einen sanften Stups hinaus in die Welt geben.

Zu wenig Schutz macht unsicher, mutlos, ängstlich und wirkt sich ungünstig auf die Bindungsfähigkeit des Kindes aus. Die Kinder fühlen sich vernachlässigt, wenn ihre existenziellen Bedürfnisse wie Nahrung, Schlaf, Wärme und Gesundheit nicht ausreichend von den Eltern geschützt werden, bis sie selbst die Verantwortung dafür übernehmen können. Manche Kinder legen sich dann einen Schutzpanzer zu, der ihnen hilft, durch die Welt zu kommen. Sie zahlen dafür einen hohen Preis: Ihre Sinne werden taub, sie spüren sich und die Welt nicht mehr. Es ist wie der Bodensatz einer zukünftigen Depression. Die Welt erreicht die Kinder hinter ihrem Schutzpanzer nicht mehr.

Soziales Kompetenztraining bei übergewichtigen, bei ängstlichen Kindern

Es ist die Aufgabe der Eltern, übergewichtige und ängstliche Kinder vor Übergriffen anderer Kinder oder Erwachsener ausreichend zu schützen. Dazu gehören zwei Zutaten.

Eltern schreiten dort aktiv ein, wo konkret Übergriffe passieren. Sie kontaktieren Lehrer, Schulleiter oder die Eltern anderer Kinder, wenn ihr Kind ständig Abwertungen oder Mobbingprozessen ausgesetzt ist. Hier braucht das Kind die Löwenkraft der Eltern hinter sich. Solche Prozesse müssen zeitnah unterbunden werden, notfalls auch durch einen Schulwechsel.

Eltern helfen beim Training sozialer Kompetenzen: Sie können mit dem Kind spielerisch in kleinen Rollenspielen einüben, wie es sich wehren kann. Das Kind schlüpft dann z.B. in die Rolle des Kindes, von dem es ausgelacht, gehänselt wird. Die Mutter oder der Vater geht in die Rolle des Kindes. Gemeinsam wird nach erfolgreichen, klaren, humorvollen oder ernsthaften Möglichkeiten geforscht, dem Spuk ein Ende zu setzen.

Bei etwas größeren Kindern können die Vorabendserien im Fernsehen dazu genutzt werden, sich erfolgreiche Strategien abzuschauen, um sie dann im Rollenspiel auszuprobieren.

Es braucht die Erlaubnis, manchmal auch die Ermutigung zu Aggression. Aggression ist nicht gleichzusetzen mit Gewalt. Aggression kommt vom lateinischen Wort *aggredere* und heißt übersetzt »herangehen«. Die innere Haltung lautet: Ich setze mich klar und kraftvoll auseinander und ich setze mich für mich selbst ein. Als physiologische Grundmuster des Selbst-

erhaltes stehen sowohl Flucht/Rückzug wie auch Kampf/Herangehen zur Verfügung. Auf der psychischen Ebene gibt es eine ganze Reihe von möglichen Konfliktlösungsmustern.

> **Soziale Kompetenz heißt:** Ich habe mehrere Möglichkeiten in einer Auseinandersetzung. Ich kann das für mich geeignete Modell bewusst wählen.

Für uns Eltern ist es gut, uns an dieser Stelle unsere eigenen Konfliktlösungsstrategien bewusst zu machen. Wo erlaube ich mir als Vater/Mutter Aggression? Wie tue ich das? Offen oder versteckt? Angemessen oder gewalttätig? Klar oder diffus? Habe ich die innere Erlaubnis dafür oder habe ich nachher Schuldgefühle, wenn mir Aggression »passiert«?

Übergewicht ist manchmal auch ein versteckter Protest, wenn es die Erlaubnis zum offenen Protest nicht gibt. Auch in diesem Sinne ist das Übergewicht ein wichtiger Hinweis darauf, dass etwas Vitales, nämlich der offene Selbstschutz in der Familie fehlt.

Gewalt in der Familie: Wenn es psychische oder physische Gewalt in der Familie gibt, dann kann es sein, dass sich das Kind »offiziell« z.B. mit der Mutter, die sich als Opfer der Gewalt des Vaters fühlt, identifiziert und sie stützt, sich unbewusst aber über das schwere Gewicht mit dem Vater, »dem Starken«, verbindet. Die innere Erlaubnis der Opfer-Mutter für die innere Verbindung des Kindes mit dem Täter-Vater gibt es meist nicht. So sucht sich das Unbewusste seine ganz eigene Strategie.

Auch hier wieder wird klar: Übergewicht hat einen Sinn, es ist ein Hinweis, dass die Selbstindividuation blockiert ist und nach Entwicklung strebt.

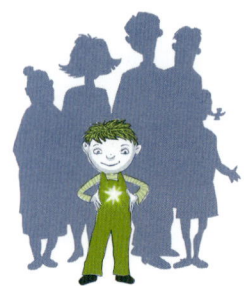

6. Zutat: Selbstbestimmung verwirklichen und gestalten

Das ganz Eigene in uns selbst zu entwickeln ist ein Genuss. Das Eigene ist voller Kraft und Lebendigkeit. Und es wird dabei so deutlich, dass Selbstbestimmung, nämlich der Bestimmung dessen zu folgen, was in uns angelegt ist und zur Reifung kommen will, so überhaupt gar nichts mit Egoismus oder Egozentrik zu tun hat. Selbstbestimmung steht eher wie eine lebenslange Aufgabe vor uns, die in jeder neuen Lebenssituation, manchmal täglich neu, errungen werden muss mit Achtsamkeit, mit Mut und mit schöpferischer Energie.

Ein bedeutender Grundkonflikt in unserem Leben lässt sich beschreiben als ein mal prickelnder, mal quälender Spannungszustand zwischen dem Wunsch dazuzugehören, in einer Bindung zu sein, und dem Bedürfnis, sich seinem innersten Selbst, seinem ganz eigenen Wesen entsprechend zu verwirklichen.

> *Jeder Mensch lebt in der Spannung* zwischen unseren zwei größten Wünschen: nach Autonomie und Wachstum einerseits und nach Gemeinschaft und Verbundenheit andererseits.

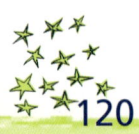

Diesem Spannungszustand sind wir immer ausgesetzt. Er treibt uns an, im Alltag konkrete Lösungen zu entwickeln, um dann für kurze Zeit eine Entspannung dieser natürlichen Spannung zu erreichen, bevor sie schon im nächsten Moment wieder zunimmt.

Zwischen Zugehörigkeit und Autonomie

Bindung bedeutet positiv gesehen Halt und Sicherheit; negativ gesehen schränkt sie unsere Freiheit im Ausprobieren, Fühlen, Denken und Handeln ein.

Autonomie bedeutet positiv gesehen genau diese Freiheiten, sie macht uns unabhängig; negativ gesehen vermittelt Autonomie uns die Erfahrung von Einsamkeit, von Getrenntsein, von Isolation.

Diese zwei starken und sehr gegensätzlichen Grundbedürfnisse wirken wie zwei kraftvolle Pole und erzeugen ständig neue Spannungszustände in uns. Diese müssen immer wieder aktiv gelöst werden.

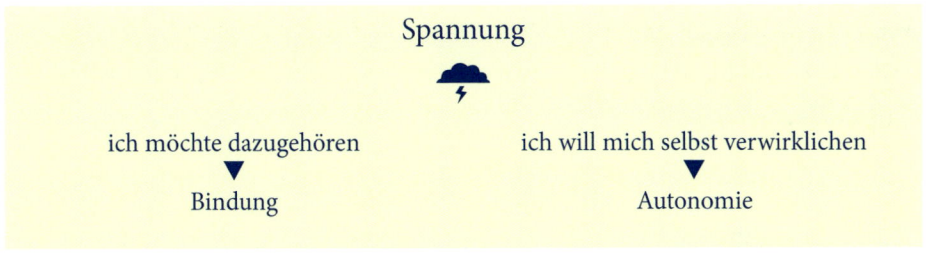

Eine gute Verbindung zwischen diesen beiden Polen erreichen wir immer nur kurzfristig. Wir erleben dann das Gefühl von innerem Gleichgewicht und Entspannung.

In der westlichen Kultur ist es das höchste Ziel, unsere Selbstindividuation bis zu unserem Lebensende weiterzuentwickeln. In den östlichen Kulturen wird die Bindung zur Familie, zur Gemeinschaft gesellschaftlich höher bewertet. Man spricht in diesem Zusammenhang von autonomieorientierten oder bindungsorientierten Gesellschaften. Auch auf der gesellschaftlichen Ebene erleben wir daher die Spannung, die wir in uns fast schon seit dem ersten Atemzug kennen.

Bereits das kleine Baby entwickelt in den ersten Lebensmonaten bestimmte Vorlieben zu trinken oder auf den Arm genommen zu werden. Und es protestiert, wenn ihm etwas nicht passt. So zeigt es schon bald sein eigenes Wesen und bekommt von den Eltern über positive oder negative Reaktionen mit, was erwünscht ist und was nicht. Dann kommt der Moment, in dem das Baby zu krabbeln beginnt. Es kann sich jetzt von den Eltern selbstständig entfernen und seinen ersten »eigenen« Weg suchen. Die Eltern begleiten diesen Weg mit Zustimmung und mit Grenzen. Es hört die ersten Male das Nein, es erlebt, dass die Eltern seinen eigenen Weg blockieren, und es beginnt schon bald, die Reaktion der Eltern mit einzubeziehen. Es dreht sich z.B. beim Start auf die wunderbar verbotene Zimmerpflanze um (Spannung ist ja auch köstlich!), schaut die Eltern an, krabbelt dann los, schaut sich wieder um und überprüft genau, wie es diesen Spannungskonflikt zwischen den Erwartungen und Grenzen von außen und den eigenen Wünschen lösen kann. Dieser Grundkonflikt bleibt.

In der Pubertät erhält das heranwachsende Kind über die Hormone eine gute Schubkraft für diesen Konflikt. Die Kinder haben jetzt die schwere Aufgabe vor sich, sich von ihren Eltern in vielen kleineren und größeren Schritten abzulösen.

Das bedeutet für das Kind: Es muss die Angst aushalten, die Bindung zu verlieren, weil die Eltern es vielleicht nicht mehr lieben könnten, wenn es

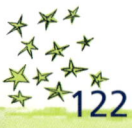

sich so ganz *eigen* verhält. Diese Angst muss gleichzeitig abgewehrt werden, denn nach dem eigenen Selbstverständnis darf ein Jugendlicher ja keine Angst haben. Und ist es nicht das Normalste auf der Welt, dass Kinder ihren eigenen Weg gehen?

In Wirklichkeit ist es eine wahre Herkulesaufgabe und alles andere als leicht. Viele Heranwachsende meistern diese Aufgabe, indem sie sich einer Peergruppe von Gleichaltrigen anschließen und sich auf diese kluge Weise so etwas wie eine neue Familie schaffen. Das beruhigt die Ablösungsängste und unterstützt damit den eigenen Weg.

Übergewicht und Selbstbestimmung

Eltern fragen: »Darf ich denn mein Kind selbst bestimmen lassen, was, wie viel und wie es isst? Wer trägt eigentlich die Verantwortung für das gute Gewicht?«

Eltern können, wie bei den vorangegangenen Zutaten beschrieben, allerlei Hilfestellungen geben. Sie können aber nicht für ihr übergewichtiges Kind leichter werden. Sie können es nicht erzwingen. Was bedeutet das nun genau?

Nur Ihr Kind selbst kann sich dafür entscheiden, für sich selbst bestimmen, dass es für ein gutes Gewicht eigene Beiträge einbringen will (z.B. auf große Mengen Süßkram, auf große Portionen Pommes frites zu verzichten). Gerade Eltern, die sich sehr engagieren, das Richtige einkaufen und mit wenig Fett und Zucker, dafür viel Frischem kochen, müssen sich dessen bewusst sein.

Wenn das Kind trotz aller Bemühungen nicht leichter wird, erleben Eltern Gefühle großer Ohnmacht. Wichtig ist dann besonders, dass sie dem Kind signalisieren: Wir können es nicht für dich tun. Du bestimmst selbst, was, wann und wie viel du isst.

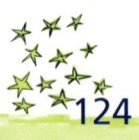

Statt mehr von derselben Lösung zu versuchen – nämlich das Kind zur Umstellung der Ernährung zu bewegen –, ist es sinnvoller, dass die Eltern mehr auf ihren eigenen Genuss schauen. Was esse ich gerne? Was schmeckt mir und ist zugleich gesundheitsförderlich für mich? Was möchte ich für mich kochen? Mit wem möchte ich speisen? Wann?

Die Eltern können sich liebevoll etwas Gutes tun und geben so wieder ein gutes Modell, wie die eigene Selbstwerdung entwickelt werden kann. Statt sich auf das Übergewicht zu fixieren, richten sie den Blick auf das Köstliche in *ihrem* Leben.

Wertschätzung für die Person, nicht für die Gewichtsreduktion

Das elterliche Gut-für-sich-Sorgen geschieht auf dem Boden einer wertschätzenden Grundhaltung für das Kind – auch dann, wenn es seinen Beitrag verweigert oder der Verführung immer wieder erliegt. Die Wertschätzung macht sich an der Person und seinem einzigartigen Wesen und nicht an der Figur fest. Wir dürfen unterschiedlich sein, auch im Gewicht.

Unterschiedlichkeit braucht Anerkennung: Das ist der Ausdruck von Toleranz. Übergewichtige Kinder werden häufig gehänselt, ausgelacht, manchmal auch ausgeschlossen. Im Sportunterricht werden sie oft gleichsam vorgeführt. Es fehlt an Achtung, Schutz und Unterstützung dem übergewichtigen Kind gegenüber. Damit wird das Kind daran gehindert, seine eigene Bewegungsfreude zu entdecken und zu entwickeln. Es erlebt sich aus dem Blick der anderen heraus als fett, unbeweglich und hässlich. Sein Selbstbild und sein Selbstbewusstsein knicken ein. Dieser Knick schafft neues Gewicht!

In den KinderLeicht-Kursen entdecken die Kinder ihre ganz eigene Freude und Lust an der Bewegung. Sie dürfen entdecken, was ihnen besonders Spaß macht. Sie erleben: Ich selbst bestimme, welche Bewegung mir Freude macht, welche sich gut anfühlt, welche die Lust auf mehr davon stärkt. Wichtig dabei ist, dass die Selbstbestimmung frei ist von »Funktionalität«. Es geht hier primär um Lebens-Bewegungsfreude und den sinnlichen Genuss und nicht hauptsächlich um Gewichtsreduktion.

In einer Fortbildung können Sportlehrer erfahren, wie es sich anfühlt, selbst übergewichtig am Sportunterricht teilzunehmen. Mithilfe von angezogenen Geleeanzügen, die 10 bis 30 Kilo wiegen, aufzustehen, Treppen steigen, über einen Kasten springen, Seil hüpfen, laufen: Die Achtung für die Bewegungsleistung der übergewichtigen Kinder stellt sich sofort ein. Ein neuer respektvoller Blickwinkel ist möglich, der die Wertschätzung und Selbstbestimmung im Sportunterricht fördert.

Dessert: Das Tor zum Glück

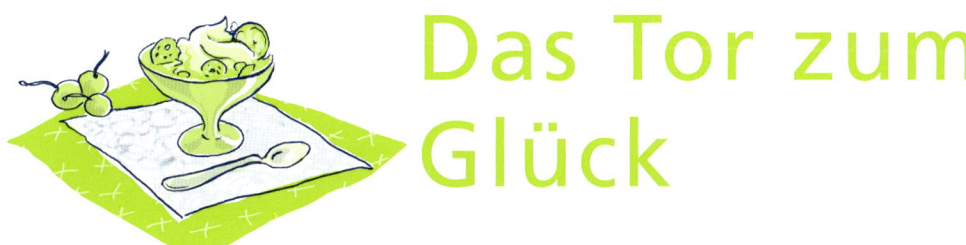

Die »Nach-Speise«, der »Nach-Tisch« kommt nach einer Hauptspeise oder nach einer Speisenfolge auf den Tisch. Der Nachtisch wird in der Regel dann serviert, wenn die Grundbedürfnisse befriedigt sind. Das Dessert bräuchte es eigentlich nicht mehr und braucht es doch. Wir sind satt, doch unsere Lust ruft nach Süßem oder nach einem Kaffee oder auch nach einem herzhaften Häppchen. Wir sehnen uns nach einem köstlichen Finale.

Wie der Aperitif ein Öffner ist und wir im Leben immer wieder Öffner brauchen, so ist das Dessert ein krönender Abschluss. Es schließt etwas ab – bei der Speisenfolge wie in unserem Leben: nach einem langen Arbeits- oder Schultag, am Ende eines Schuljahres, eines Lebensabschnittes, wie z.B. der Kindergartenzeit. Da wollen wir das Leben feiern und gleichzeitig das Vorangegangene zu einem Abschluss bringen.

Ein Dessert genießen ist immer wie ein kleines Fest feiern. Mit kleinen Leckereien oder eher herzhaften Leckerbissen steigern wir unsere Lebensfreude nochmals, erst dann wird der Abschluss vollbracht. Das besondere Essen eines Feiertages ist zu Ende, ein Arbeitstag ist geschafft, eine Prüfung bestanden, das Schuljahr kann nun gut abgeschlossen werden.

Es stellt sich ein Gefühl ein von »Alles ist gut, das Leben ist gut zu mir«. Eine tiefe innere Ruhe und ein Glücksgefühl machen sich breit. Das Dessert ist die Hingabe an das Leben, Genuss pur – ekstatisch süß oder herzhaft, weiblich oder männlich – so wie es für diesen einzigartigen Augenblick gerade passt.

Im Folgenden finden Sie die Zutaten für das Glücksrezept.

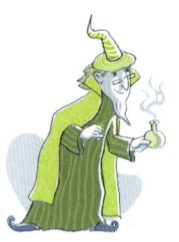

Zeit

»Eigentlich bin ich ganz anders, doch ich komme so selten dazu!« Viele Kinder erleben sich inzwischen (so wie viele Erwachsene) erst am Wochenende oder im Urlaub als sie selbst. Als würden sie dann eine Haut abstreifen – nämlich die des Funktionierens –, kann darunter das Selbst zum Vorschein kommen.

Zeit haben und genießen, ziel- und zweckfrei, ausgefüllt nur mit Muße: Das kommt den köstlichen Glücksmomenten schon sehr nah. Um sich auf den vollen Genuss eines köstlichen Desserts einzulassen, braucht es Zeit. Obst, Gemüse, Getreide – alles braucht seine Zeit, um reif zu werden und das volle Aroma zu entwickeln. Ein toskanisches Sprichwort sagt:

> Du kannst noch so oft an der Olive zupfen, sie wird deshalb nicht früher reif.

Beim nächsten Nachtisch, den Sie essen werden, lassen Sie doch die Süße sich in ihrem vollen Umfang auf Ihrem Gaumen entfalten. Sich einen Löffel Mousse au chocolat auf der Zunge zergehen lassen: Am Anfang schmecken wir das Kühle und die Süße der Schokolade, dann nehmen wir erst wahr – ist sie cremig oder grieslig, herb oder eher fein im Aroma? Der Genuss des Süßen verändert sich mit der Zeit. Um die Fülle des Desserts in ihrer Besonderheit zu kosten, braucht es Zeit. Der Genuss von Glücksmomenten geht nicht nebenbei.

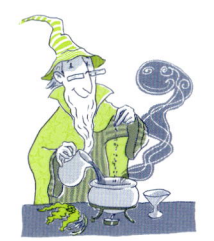

Alle Sinne

Nach Hause kommen und vom Duft eines frischgebackenen Kuchens empfangen zu werden – was für eine Köstlichkeit für unsere Nase. Ein Stückchen Schokolade langsam auf der Zunge zergehen zu lassen und dabei spüren, wie jeder Winkel im Mund mit der Süße ausgekleidet wird. Das Tak-tak-tak eines Spitzenkochs, der blitzschnell die Gurken in feine Scheiben schneidet, erfreut unsere Ohren. Und »das Auge isst mit« fällt uns sofort ein, wenn uns liebevoll dekorierte Speisen serviert werden.

Gut genährte Sinne unterstützen den Genuss der Glückmomente beim Dessert.

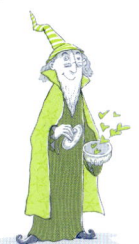

Ein gutes Maß für die Süße

Gut genährt zu sein an Leib und Seele unterstützt uns dabei, gut Maß zu halten. Hunger führt uns in einen Heißhunger. Wir kennen das alle: Mein Leben mit einem Stückchen Schokolade zu versüßen ist wunderbar. Wenn wir eine ganze Tafel Schokolade essen, befriedigt und betäubt das in uns einen tief ausgehungerten Zustand. Ein Zuviel an Süßem führt unseren Blutzuckerspiegel in ein Auf und Ab, wie bei einer Berg- und Talfahrt. Unser Körper gerät in einen Stresszustand, da dieses Auf und Ab mit großer Anstrengung verbunden ist. Ein Apfel oder ein Stück Vollkornbrot hilft oft schnell, wieder in die Blutzuckerbalance zu kommen. Das führt uns in eine innere Ausgeglichenheit und damit in die Freiheit, das Maß an Süßem zu bestimmen.

Die Erlaubnis zum Glück

Die Erlaubnis zum Glück bekommen Kinder im besten Fall von ihren Eltern geschenkt. Das geschieht dann, wenn Ihre Kinder wahrnehmen, dass Sie als Vater und Sie als Mutter, jeder für sich und beide gemeinsam, glückliche Momente genießen. Das kann z.B. sein, wenn Sie tief erfüllt von einem Treffen mit Freunden zurückkommen, wenn Sie als Eltern Ihren Urlaub voller Freude genießen … Es gibt unendlich viele Möglichkeiten dafür. Wenn Sie Glück und Lebensfreude bei sich zulassen, dann wünschen Sie sich das auch für Ihre Kinder und gönnen es ihnen von ganzem Herzen.

Wenn es viel Schweres in der Familie oder der Familiengeschichte gibt, liegt das oft wie ein schwerer Sack auf dieser Erlaubnis. Dann müssen die Kinder diesen schweren Sack herunterstoßen oder die Erlaubnis befreien. Ziel ist die Haltung: »Mir darf es richtig gut gehen, ich darf das Leben in vollen Zügen genießen« – auch wenn es schwere Gewichte gibt.

> **Indem sie** viel zu viele Süßigkeiten naschen, zeigen manchmal gerade übergewichtige Kinder unbewusst trotzig ihren Eltern, dass es in ihrem Leben und in dem der Eltern zu wenig Süße gibt.

Die Aufgabe der Kinder ist es, sich von dem Schweren abzulösen und ihr eigenes Glück, ihre süßen Lebensmomente zu entdecken. Die Lebenskünstle-

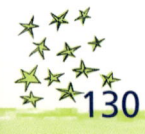

rin Pippi Langstrumpf ist da ein großes Vorbild. Sie lebt allein, eigentlich ist es ganz schön schwer, aber sie hat in sich so eine riesengroße innere Erlaubnis zum Glück, dass sie einen Supereinfall nach dem anderen hat und ihr Leben rundherum genießt.

Neben kochen, schmecken, essen und Freude an der Bewegung finden, lernen die Kinder im KinderLeicht-Kurs auch zaubern! Es geht um die Qualität von Staunen, davon, ein Geheimnis zu zelebrieren, von Spannung und Überraschung, um die zauberhaften Momente des Lebens. Wie die Zauberei hebt ein köstliches Dessert die Stimmung, hebt uns aus dem Alltag heraus, verzaubert uns. Was es dafür braucht? Sich dem Unnützen, dem Zweckfreien hinzugeben und natürlich ausreichend Zeit.

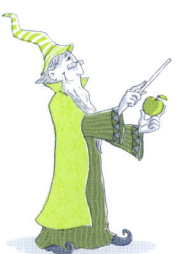

Eine Glücksmomente-Sammlung anlegen

Das Tor zum Glück, die eigenen Glücksmomente entdecken: Für die einen bedeutet es Glück, im Fußballstadion zu sitzen und an einem spannenden Spiel teilzuhaben oder im Schlafanzug herumzuchillen, für andere ist es Glück, in der Natur zu sein oder sich mit Freundinnen zu treffen, in Ruhe und voller Genuss zu shoppen, vielleicht ganz ohne Ziel. So viele Desserts es gibt, so viele unterschiedliche Glücksmomente gibt es. Sie sind das Köstliche und das Außergewöhnliche und nähren uns auf eine besondere Weise. Was genau es ist, muss jeder für sich herausfinden. Es ist für Männer anders als für Frauen, für Erwachsene anders als für Kinder. An besonderen Glücksmomenten erfreuen wir uns ein Leben lang, es sind die persönlichen Highlights in unserer Lebensschatzkiste.

Welche Desserterlebnisse gibt es in Ihrer Schatzkiste?

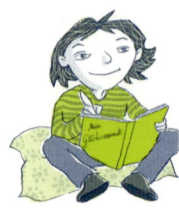

Meine persönlichen Glücksmomente

_____

_____

_____

Sie können Ihr Glück noch intensiver genießen: Sammeln Sie Erbsen, Edelsteine oder andere kleine Symbole oder legen Sie sich Ihr persönliches Glückstagebuch an.

Zu guter Letzt – Die Erbsengeschichte: Von einem Herrn, welcher bei bester Gesundheit, fröhlich und vergnügt sehr alt wurde, wird folgendes Lebensrezept erzählt:

Der alte Mann verließ niemals das Haus, ohne zuvor eine Handvoll Bohnen einzustecken. Er tat dies nicht etwa, um die Bohnen zu kauen. Nein, er nahm sie mit, um die schönen Momente des Tages bewusster wahrzunehmen und um sie besser zählen zu können.

Jede positive Kleinigkeit, die er tagsüber erlebte, z.B. ein fröhlicher Plausch auf der Straße, das Lachen seiner Frau, ein köstliches Mahl, eine feine Zigarre, ein schattiger Platz in der Mittagshitze – für alles, was seine Sinne erfreute, ließ er eine Bohne von der rechten in die linke Jackentasche wandern. Manchmal waren es gleich zwei oder drei.

Abends saß er dann zu Hause und zählte die Bohnen aus der linken Tasche. Er zelebrierte diese Minuten. So führte er sich vor Augen, wie viel Schönes ihm an diesem Tag widerfahren war, und er freute sich. Und sogar an einem Abend, an dem er bloß eine Bohne zählte, war der Tag gelungen. Es hatte sich zu leben gelohnt.

Verfasser unbekannt

Rezepte

KinderLeicht kochen, essen, genießen

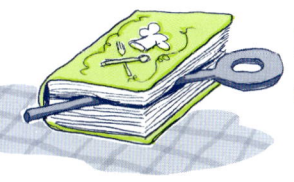

> »Kochen ist eine der effektivsten Entspannungsmethoden, wenn es mit Liebe und Umsicht geschieht.«
> *Jesper Juul*

Kinder haben große Freude am Kochen, das erleben wir in KinderLeicht-Kursen. Wir haben bewusst nur eine kleine Rezeptsammlung beigefügt, da wir Ihnen auf unserer Website *www.kinderleichtmuenchen.de* eine große Auswahl an Rezepten zur Verfügung stellen. Lassen Sie sich von diesen Rezepten verführen, Neues auszuprobieren. Wählen Sie doch mal die Rezepte nach Ihren Grundbedürfnissen aus. Was brauche ich heute? Was würde mir guttun? In welcher Stimmung bin ich gerade und welche Speisen könnten die Balance unterstützen? Wie ist mein Hunger: groß, klein oder zeigt sich ein Heißhunger? Lassen Sie sich etwas Zeit zum Nachspüren und wählen Sie aus.

Sie müssen nicht kochen können. Nehmen Sie es einfach als Abenteuer. Kochen Sie am Wochenende mit Ihren Kindern, Freunden, Nachbarn, machen Sie eine Art Gesellschaftsspiel daraus. Natürlich ist es eine Herausforderung, Zeit und Muße zum Kochen und für gemeinsame Essenszeiten zu finden, wenn beide Elternteile berufstätig und die Kinder in Betreuungseinrichtungen sind. Laden Sie Ihre Kinder zum Kochen ein. Kinder haben Spaß am Kochen und zugleich kommt man schnell ins Gespräch. Würzen Sie nach Ihrem Gusto und verändern Sie die Rezepte nach Ihrer Lust.

Viel Freude beim Kochen, Essen und Genießen!

Aperitifs

Red Power Drink

500 ml Johannisbeersaft oder
500 ml Apfel-Kirschsaft oder
500 ml Blutorangensaft
Eiswürfel
Saft einer Zitrone oder Limette
Kohlensäurehaltiges Mineralwasser

Den ausgewählten Fruchtsaft in Gläser füllen, 1 Esslöffel Zitronen- oder Limettensaft und Eiswürfel dazugeben. Mit den jeweiligen Früchten (falls vorhanden) und einer Scheibe Zitrone garnieren. Das Glas mit Mineralwasser auffüllen und mit Strohhalm servieren. Ebenso geeignet sind Gemüsesäfte wie Tomaten-, Rote Beete- und Karottensaft.

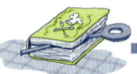

Suppen

Kartoffelsuppe kunterbunt

40 g Zwiebeln
25 g Möhren
25 g Knollensellerie
1 Paprika
160 g Kartoffeln
1 Knoblauchzehe
10 g Butter
650 ml Gemüsebrühe
Meersalz
Pfeffer, frisch gemahlen
Muskatnuss, frisch gerieben
Majoran
40 g saure Sahne
¼ TL Liebstöckelblätter,
frisch gehackt

Zwiebeln, Möhren, Paprika und Kartoffeln in kleine Würfel schneiden. Zwiebelwürfel und zerdrückten Knoblauch in Butter anschwitzen, die Butter dabei nicht zu heiß werden lassen. Gemüse ebenfalls mit anschwitzen und würzen. Gemüsebrühe dazu und die Suppe ca. 15 Min. kochen, dabei ab und zu umrühren. Suppe abschmecken, mit saurer Sahne und gehackten Liebstöckelblättern garnieren.

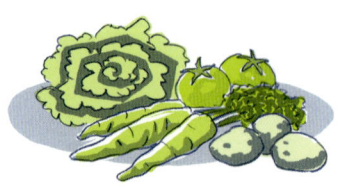

Kürbiscremesuppe

600 g Kürbis (Hokkaido)
2 Kartoffeln
½ Zwiebel
1 EL Öl
Kräutersalz, Curry
etwas Sahne

Die klein geschnittene Zwiebel in heißem Öl etwas bräunen, Kürbis und Kartoffeln waschen, Kartoffel schälen (der Kürbis muss nicht geschält werden, nur die Kerne innen entfernen), dann beides kleinschneiden und dazugeben. Mit etwas Wasser ablöschen und ca. 20 Minuten dünsten, danach alles pürieren, bei Bedarf noch etwas mit Wasser verdünnen und würzen. Zum Schluss Sahne zugeben und mit gerösteten Kürbiskernen/Kürbiskernöl servieren.

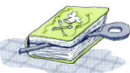

Salate

Karotten-Apfel-Salat

Karotten
Äpfel
Zitrone
Sonnenblumenkerne
Joghurt
Kräutersalz, Pfeffer

Karotten und Äpfel reiben, die Zitrone darüber träufeln, damit die Äpfel nicht braun werden. Den Joghurt unter den Salat mischen, mit Salz, etwas Pfeffer und evtl. noch Zitrone abschmecken. Die Sonnenblumenkerne ohne Öl in der Pfanne leicht anrösten und über den Salat streuen.

Rohkoststicks mit Dipp

Karotten, Paprika, Gurken, Kohlrabi, usw.

Für den Dipp:
Magerquark
Joghurt
etwas Milch
Kräuter (Petersilie, Schnittlauch, Dill)
Zwiebel
Paprikapulver, Kräutersalz, Pfeffer

Das Gemüse waschen, ggfs. schälen und in Stifte schneiden und vor der Hauptspeise servieren. Die Kräuter und die Zwiebel für den Dipp kleinhacken, den Quark mit Joghurt und etwas Milch cremig rühren, die Zwiebel, die klein geschnittenen Kräuter und Gewürze untermischen. Würzig abschmecken.

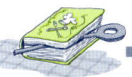

Rezepte

Hauptspeisen

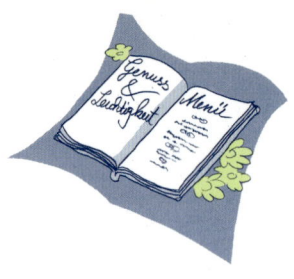

Bunte Nudelpfanne

400 g Vollkornnudeln
50 g Zwiebeln
½ Knoblauchzehe
2 EL Olivenöl
150 g rote und grüne Paprikaschoten
200 g Zucchini
1 Prise Salz, Pfeffer, Oregano, Paprikapulver
(evtl. gekochter Schinken)
1 EL geriebener Parmesankäse

Nudeln nach Packungsanweisung eben gar (»al dente«) kochen und abtropfen lassen. Gemüse putzen und in Scheiben schneiden. Öl erhitzen und die kleingeschnittene Zwiebel andünsten, das Gemüse dazu und ca. 10 Min. dünsten. Das Gemüse mit den Nudeln mischen, mit den Gewürzen abschmecken und mit Parmesan servieren.

KinderLeicht Pizza

500 g Dinkel-Vollkornmehl
20 g Hefe
¼ l warmes Wasser
4 EL Öl
½ TL Salz

Belag:
500 ml Pizza-Soße aus dem Glas
Schinken
verschiedene Gemüse je nach Geschmack
(Zwiebelringe, Zucchini, Paprika, Oliven, Brokkoli)
300 g Mozzarella in Scheiben
Pfeffer
Salz
Basilikum
Oregano

Mehl in eine Schüssel sieben, etwas Öl und die Hefe dazugeben und mit etwas lauwarmem Wasser zu einem elastischen Teig kneten. 10 Min. gehen lassen. Nun darf jedes Kind mithelfen, das Gemüse und den Schinken in kleine Stücke zu schneiden. Den Teig ausrollen und auf das geölte Backblech legen. (Oder: Jedes Kind bekommt eine Portion Teig, die es zu einer runden Pizza auswellen oder ausziehen darf.) Teig mit Soße bestreichen und anschließend mit den Zutaten belegen. Mit Pfeffer, Salz, Basilikum und Oregano würzen und 10–15 Min. bei 200 °C backen. Kalte Pizza eignet sich am nächsten Tag vorzüglich als »Pausenbrot«.

Überbackener Blumenkohl mit Sesam-Kartoffel

Blumenkohl
½ l Milch
2 Eier
Kräutersalz
Pfeffer
Muskat
etwas Parmesan

Kartoffeln
1 TL Butter
Sesam
Butter
Salz

Feuerfeste Form ausfetten, Backofen vorheizen, Blumenkohl in Röschen teilen und in Salzwasser bissfest kochen. Milch, Eier und Gewürze verschlagen, Blumenkohl in die Form legen, mit Eiermilch übergießen, mit Parmesan bestreuen, bei 180 °C 25–30 Min. backen.
Die Kartoffeln in der Zwischenzeit waschen, dämpfen, noch heiß pellen und in Viertelstücke schneiden. Die Butter erhitzen, Sesam dazugeben und die Kartoffel kurz durchschwenken, salzen und servieren.

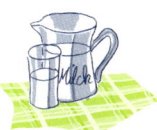

Pellkartoffeln mit Kräuterquark

Festkochende Kartoffeln
Magerquark
Joghurt
evtl. Milch
Kräuter (Petersilie, Schnittlauch, Liebstöckel, Kresse)
Zwiebel, Knoblauch
Gewürze: Pfeffer, Paprika, Kräutersalz

Die Kartoffeln dämpfen. Die Kräuter fein schneiden, den Quark, den Joghurt und die Milch verrühren und abschmecken.

Reispfanne mit Putenstreifen

200 g Naturreis
Öl
1 rote oder grüne Paprika
1 Karotte
4 Frühlingszwiebeln
1 Tomate
½ Zwiebel
150 g Putenfleisch
Kräutersalz, Pfeffer, Paprikapulver
Petersilie

Reis in 400 ml Wasser leise köcheln. Das Gemüse kleinschneiden, in etwas Öl andünsten und 10 Min. schmoren lassen. Die Putenstreifen mit Paprikapulver und Kräutersalz würzen und in wenig heißem Öl kräftig anbraten. Das Gemüse und die Putenstreifen unter den gekochten Reis mischen. Abschmecken, mit feingehackter Petersilie bestreuen und mit grünen Salat servieren.

Pfiffikus-Pfannkuchen mit Äpfeln

200 ml Milch
80 ml Wasser
130 g Dinkel, gemahlen
2 Eier, getrennt
1 Prise Salz
2 EL Haferflocken, geröstet
2 Äpfel

Aus Milch, Wasser, Mehl und Eigelb einen glatten Teig rühren. Eiweiß steif schlagen und unter den Teig heben. 10 Min. quellen lassen. Die Äpfel schälen, vom Kerngehäuse befreien und in Scheiben schneiden. In einer Pfanne mit Fett kleine Küchlein backen, mit Äpfeln belegen, umdrehen, noch mal ca. 5 Min. backen. Die Küchlein auf Tellern anrichten, mit gerösteten Haferflocken bestreuen und mit Ahornsirup servieren.

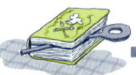

Nachtische

Bunter Obstquark

320 g Magerquark
80 g Naturjoghurt
1-3 EL Honig
180g Früchte nach Wahl

Den Quark, Joghurt und Honig vermischen. Früchte klein schneiden unter die Masse rühren. Verzieren und kalt servieren.

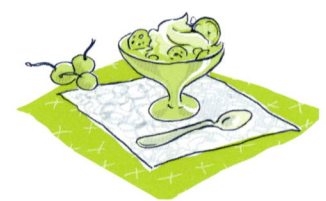

Apfelschnee

500 g Äpfel
5 EL Wasser
80 g Zucker
1 TL Zitronensaft
Zimt
2 Eiweiß
2 EL Zucker

Äpfel schälen, vom Kerngehäuse befreien und in kleine Stücke schneiden. Alle Zutaten außer das Eiweiß und den Zucker in einen Kochtopf geben und ca. 10–15 Min. leicht köcheln lassen. Das Apfelkompott mit einem Mixer zu Mus pürieren. Das Eiweiß zu steifem Schnee schlagen, nach und nach den Zucker einrieseln lassen. Den Eischnee vorsichtig mit dem Apfelmus unterheben und in Schälchen anrichten.

Frucht-Schokospieße

2 Tafel à 100 g (Vollmilch/Zartbitter)
ca. 800 g gemischte Früchte (z.B. Pflaumen, Äpfel, Birnen, Weintrauben, Physalis, Kiwi, Erdbeeren)
Holzspieße

Schokolade langsam im Wasserbad schmelzen. Früchte waschen, putzen, gut trocken tupfen und in mundgerechte Stücke schneiden. Früchte auf Spieße stecken und mit Schokolade verzieren.

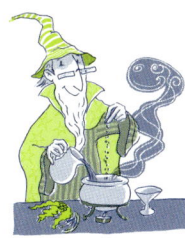

Vollwerternährung bedeutet

- Getreide und Getreideprodukte aus Vollkorn sollten bevorzugt werden.
- Obst und Gemüse sollten täglich fünfmal verzehrt werden, ein guter Teil davon als Frischkost.
- Kartoffeln und Hülsenfrüchte sollten auf dem Speiseplan stehen.
- Möglichst pflanzliche Fette und Öle verwenden.
- Pro Woche zwei- bis dreimal Fleisch und Fleischprodukte, einmal Fisch und zwei Eier.
- Als Durstlöscher kommen Wasser, ungesüßte Früchte- und Kräutertees und in Maßen Fruchtschorle infrage.
- Gesüßt wird sparsam, hauptsächlich mit natürlichen Süßungsmitteln.
- Lebensmittel wenn möglich aus biologischem Anbau, aus regionaler Herkunft und entsprechend der Jahreszeit kaufen.
- Industrie- und Konservenkost möglichst vermeiden. Sie beinhaltet kaum Nährstoffe, aber leider viele Zusatzstoffe (Konservierungsstoffe, Farbstoffe, Weichmacher …).
- Meiden Sie gentechnisch veränderte Lebensmittel.

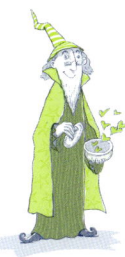

Vorteile von Bioprodukten

- Bioprodukte schmecken besser.
- Der Anteil sogenannter sekundärer Pflanzenstoffe bei Bio-Obst und Bio-Gemüse liegt um 10 bis 50 Prozent höher als bei vergleichbaren Lebensmitteln aus konventioneller Landwirtschaft. Die bisher vorliegenden Studienergebnisse zeigen gesundheitsfördernde Einflüsse auf den Menschen.

- Sie enthalten mehr Vitamine und Mineralstoffe als konventionell gezogene Lebensmittel (bis zu 30 Prozent mehr). Gerade in der Wachstumsphase sind Mineralstoffe und Vitamine von großer Wichtigkeit.
- Sie haben eine bessere Fettsäurezusammensetzung.
- Die Verwendung chemisch-synthetischer Pflanzenschutzmittel und Wachstumsregulatoren ist im Bio-Landbau untersagt.
- Sie enthalten weniger Schwermetalle und deutlich geringere Antibiotikarückstände.
- Biologisch gezogenes Gemüse speichert deutlich weniger Nitrat.
- Der biologische Landbau ist frei von riskanter Gentechnik.

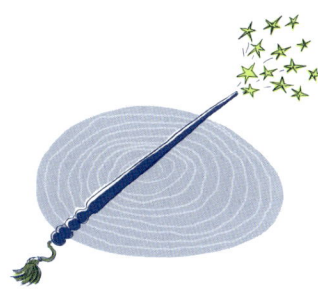

Danksagung

Als Erstes möchten wir uns bei allen Kindern, Vätern, Müttern, Geschwistern und Großeltern, die seit 1999 an einem KinderLeicht-Kurs teilgenommen haben, herzlich bedanken. Durch sie wurde dieses Buch möglich. Sie haben uns durch ihre Offenheit und die Erfahrungsberichte in den Kursen gestärkt, um verschiedene Lösungsansätze zum Thema Übergewicht zu gestalten und zu entwickeln.

Danke an Dagmar Olzog und insbesondere an unsere Lektorin Heike Mayer vom Kösel-Verlag. Beide haben uns von Anfang an durch ihre unterstützende und mutmachende Art gestärkt. Danke an Ilse Weidenbacher und Kai Pannen für die schöne Gestaltung.

Doris Leeb, unsere Praxiskollegin, hat uns durch ihre Spontaneität im Geschichtenschreiben wieder in die Leichtigkeit verführt. Herzlichen Dank.

Danke an unsere Partner und Kinder für das Verständnis und die sensorischen Inspirationen zwischen den Arbeitsphasen.

Viele Menschen haben uns durch Gespräche, gute Einfälle, Irritationen, Literaturtipps und vieles mehr bereichert, die für uns wie Hinweisschilder wirkten. Vielen Dank.

Und schließlich geht ein Dank an uns beide als Autoren-Team. Es war eine sehr nährende und inspirierende Arbeit.

Literaturempfehlungen

Erziehung und Lebenskompetenz
Joachim Bauer: *Das Gedächtnis des Körpers. Wie Beziehungen und Lebensstile unsere Gene steuern.* Piper 2004
Jesper Juul: *Die kompetente Familie. Neue Wege in der Erziehung.* Kösel 2007
Jesper Juul: *Nein aus Liebe. Klare Eltern, starke Kinder.* Kösel 2008
William O'Hanlon: *Probier's mal anders! Zehn Strategien, die Ihr Leben verändern.* Carl Auer 2007
Nossrat Peseschkian: *Der Kaufmann und der Papagei. Orientalische Geschichten als Medien in der Psychotherapie. Mit Fallbeispielen zur Erziehung und Selbsthilfe.* Fischer 1979
Manfred Prior: *MiniMax-Interventionen. 15 minimale Interventionen mit maximaler Wirkung.* Carl Auer 2004
Marshall B. Rosenberg: *Gewaltfreie Kommunikation: Eine Sprache des Lebens.* Junfermann 2005
Marshall B. Rosenberg: *Konflikte lösen durch gewaltfreie Kommunikation. Ein Gespräch mit Gabriele Seils.* Herder 2004
Insa Sparrer: *Wunder, Lösung und System. Lösungsfokussierte Systemische Strukturaufstellungen für Therapie und Organisationsberatung.* Carl-Auer-Systeme 2006
Michael Winterhoff: *Warum unsere Kinder Tyrannen werden.* Gütersloher Verlagshaus 2008

Ernährung und gut essen
Dagmar von Cramm: *Kinderhits.* Gräfe und Unzer 2006
Dagmar von Cramm (Hg.): *Das große GU Familienkochbuch. Frische Jahreszeitenküche aus dem Supermarkt.* Gräfe und Unzer 2000
Prof. Dr. Claus Leitmann, Helmut Million: *Vollwertküche für Genießer.* Bassermann Verlag 2006
Dr. med. Herbert Renz-Polster, Dr. med. Nicole Menche, Dr. med. Arne Schäffler: *Gesundheit für Kinder. Kinderkrankheiten verhüten, erkennen, behandeln.* Kösel 2007

Hanni Rützler: *Kinder lernen essen. Strategien gegen das Zuviel.* Hubert Krenn Verlag 2007

Bewegung
Sabine Boltz: *Entspannungsübungen für Kinder.* Care Linc Verlag 2006
Angela Dunemann-Gulde: *Yoga und Bewegungsspiele für Kinder.* Kösel 2006
Gerlinde Heil: *Familie in Balance. Ernährung, Bewegung, Entspannung.* Care Line Verlag 2006
Robert Jaeschke: *Lust auf Bewegung. 111 Bewegungsspiele für Schule, Alltag und Therapie.* Care Line Verlag 2005

Leben mit Kindern

Jesper Juul bei Kösel

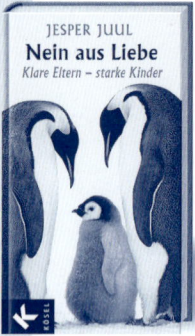

NEIN AUS LIEBE
Klare Eltern – starke Kinder
128 Seiten.
Gebunden
ISBN 978-3-466-30776-0

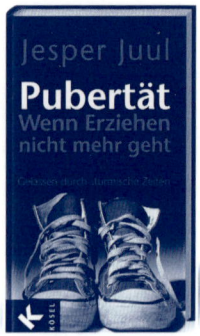

PUBERTÄT – WENN ERZIEHEN NICHT MEHR GEHT
Gelassen durch stürmische Zeiten
ca. 144 Seiten. Gebunden
ISBN 978-3-466-30871

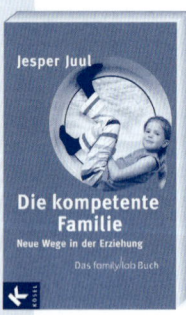

DIE KOMPETENTE FAMILIE
Neue Wege in der Erziehung
Das familylab-Buch
176 Seiten. Kartoniert
ISBN 978-3-466-30752-4

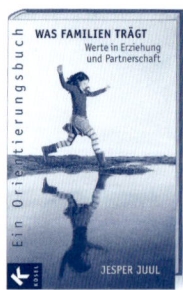

WAS FAMILIEN TRÄGT
Werte in Erziehung und Partnerschaft
170 Seiten. Gebunden mit Schutzumschlag
ISBN 978-3-466-30708-1

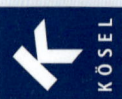
SACHBÜCHER UND RATGEBER
kompetent & lebendig.

www.koesel.de
Kösel-Verlag München, info@koesel.de